高级卫生专业技术资格考试用书

中医内科学全真模拟试卷与解析

（副主任医师/主任医师）

全真模拟试卷

英腾教育高级职称教研组 编写

中国健康传媒集团
中国医药科技出版社

题型说明

一、**单选题**：每道试题由 1 个题干和 5 个备选答案组成，题干在前，选项在后。选项 A、B、C、D、E 中只有 1 个为正确答案，其余均为干扰选项。

例：患者，男，58 岁。冠心病病史 8 年，近因活动较多而发。症见心前区疼痛阵发，稍事活动则出现心悸而痛，伴胸闷，气短汗出，面色㿠白，四肢欠温，舌淡胖，苔白，脉沉细。辨证为

A. 寒凝心脉证　　　　B. 气滞心胸证
C. 气阴两虚证　　　　D. 心肾阴虚证
E. 心肾阳虚证

答案：E

解析：中年男性，有冠心病病史，主诉为阵发性心前区疼痛，故辨病为胸痹。结合劳累后加重伴心悸、气短汗出，可知属虚证；四肢欠温，舌淡胖，苔白，脉沉细，是阳虚的表现。故辨为胸痹心肾阳虚证。

二、**多选题**：每道试题由 1 个题干和 5 个备选答案组成，题干在前，选项在后。选项 A、B、C、D、E 中至少有 2 个正确答案。

例：痴呆的病因病机为

A. 脑髓空虚　　　　B. 气血不足
C. 肾精亏损　　　　D. 痰瘀痹阻
E. 阳气不足

答案：ABCD

解析：痴呆的基本病机为：髓海不足，神机失用。属于本虚标实之候，本虚为阴精、气血不足，髓海失充，脑失所养；标实为气、火、痰、瘀实邪闭阻，上扰清窍

所致。以内因为主，由于七情内伤，久病不复，年迈体虚等致气血不足，肾精亏虚，痰瘀阻痹，渐使脑髓空虚，脑髓失养。其病位在脑，与心、肝、脾、肾功能失调密切相关。其证候特征以气血、肾精亏虚为本，以痰浊、瘀血之实邪为标，临床多见虚实夹杂之证。

三、**共用题干单选题**：叙述一个以单一病人或家庭为中心的临床情景，提出 2~6 个相互独立的问题，问题可随病情的发展逐步增加部分新信息，每个问题只有 1 个正确答案，以考查临床综合能力。答题过程是不可逆的，即进入下一问后不能再返回修改所有前面的答案。

例：患者，男，28 岁。症见突然昏倒，不省人事，口噤拳握，呼吸气粗，或四肢厥冷，苔薄白，脉伏或沉弦。

1. 此患者应诊断为

A. 气厥　　　　B. 血厥
C. 痰厥　　　　D. 食厥
E. 暑厥

答案：A

解析：根据题干所述可判断为气厥实证，气厥实证临床表现包括由情志异常、精神刺激而发作，突然昏倒，不省人事，或四肢厥冷，呼吸气粗，口噤握拳；舌苔薄白，脉伏或沉弦。

2. 此患者应用何法治疗

A. 补气回阳　　　　B. 顺气开郁
C. 活血顺气　　　　D. 补气养血
E. 行气豁痰

答案：B

解析：本证的主要病机为肝气升发太过，肝气上逆而致昏仆，故治宜顺气开郁。

3. 此患者应首选何方
   A. 五磨饮子
   B. 四味回阳饮
   C. 通瘀煎
   D. 人参养营汤
   E. 导痰汤

   答案：A

   解析：气厥实证方选五磨饮子，方中沉香、乌药降气调肝，槟榔、枳实、木香行气开郁。

四、案例分析题：每道案例分析题3~12问。每问的备选答案至少6个，最多12个，正确答案的个数不定。考生每选对一个正确答案给1个得分点，选错一个扣1个得分点，直至扣至本问得分为0，即不含得负分。案例分析题的答题过程是不可逆的，即进入下一问后不能再返回修改所有前面的答案。

例：患者，男，56岁。进食梗阻月余，病情加重7天。患者1个月来进食梗阻不能顺利通过，伴脘膈痞满，甚则疼痛。

1. 本病相当于西医的何病
   A. 食管癌、贲门癌
   B. 贲门痉挛、食管憩室
   C. 食管狭窄
   D. 急、慢性胃炎
   E. 咽异物感
   F. 食管炎

   答案：ABC

   解析：根据题干所述可判断为噎膈。噎膈是由于食管干涩或食管狭窄导致吞咽食物哽噎不顺，饮食难下，或食而复出的疾患。根据噎膈的临床表现，西医学中的食管癌、贲门癌、贲门痉挛、食管-贲门失弛缓症、食管憩室、食管炎、胃食管反流病、食管狭窄等，均可参照本病辨证论治。

2. 患者精神紧张，活动后胸闷加重，情志不舒亦加重，嗳气，呕吐痰涎，口干不欲饮水，大便干，舌质红，苔黄腻，脉弦滑。纤维胃镜诊断为反流性食管炎。本病的产生除与食管、胃有关外，还与哪些脏腑有关
   A. 心
   B. 肾
   C. 脾
   D. 肺
   E. 肝
   F. 胃

   答案：BCE

   解析：本病病位在食管，属胃所主，与肝、脾、肾密切相关，其基本病机为气、痰、瘀交结，阻隔食管、胃脘所致。

3. 关于本病与反胃表现的异同点，叙述不正确的是
   A. 皆有呕吐症状
   B. 反胃饮食能入，但经久复出
   C. 均有吞咽困难，阻塞不下
   D. 反胃朝食暮吐，暮食朝吐
   E. 均有咽中似异物，咯之不出，吞之不下
   F. 均有食入即吐

   答案：CE

   解析：反胃因脾胃虚寒，胃中无火，难于腐熟食入之谷物，以朝食暮吐，暮食朝吐，终致完谷尽吐出而始感舒畅为主症，病位在胃脘部，病情较轻，预后良好。噎膈临床以吞咽食物梗噎不顺，饮食难下或食入即吐为主要表现。

目 录

全真模拟试卷（一）

一、单选题：每道试题由 1 个题干和 5 个备选答案组成，题干在前，选项在后。选项 A、B、C、D、E 中只有 1 个为正确答案，其余均为干扰选项。

1. 患者，女，34 岁。暑月旅行，因过食寒凉而见气逆于上，呃声不止，不能自制，应急的简便治疗措施应首选
   A. 取嚏　　　　　　B. 服用泻下剂
   C. 探吐　　　　　　D. 卧床休息
   E. 禁食

2. 喘证的发病部位主要是
   A. 肺脾　　　　　　B. 肺肝
   C. 肺肾　　　　　　D. 肺脾肾
   E. 肺肝肾

3. 治疗阴虚感冒，应首选的方剂是
   A. 杏苏散　　　　　B. 桑杏汤
   C. 加减葳蕤汤　　　D. 参苏饮
   E. 葱豉汤

4. 患者，女，32 岁。胁肋隐痛日久，口干咽燥，心中烦热，头晕目眩，舌红少苔，脉弦细数。此属胁痛何种证型
   A. 瘀血阻络证　　　B. 肝胆湿热证
   C. 肝气郁结证　　　D. 肝郁化火证
   E. 肝阴不足证

5. 治疗噎膈气虚阳微证，偏于肾虚者，应首选的方剂是
   A. 启膈散　　　　　B. 五汁安中饮
   C. 通幽汤　　　　　D. 右归丸
   E. 左归丸

6. 与胃痛关系最为密切的脏腑是
   A. 肝、脾、胆　　　B. 肝、脾、胃
   C. 肝、脾、肾　　　D. 肺、脾、胃
   E. 肺、肝、胃

7. 治水肿日久，脾肾阳虚者，用利水渗湿药必须配用的药物是
   A. 温肾壮阳药　　　B. 健脾利水药
   C. 益脾滋肾药　　　D. 滋补脾肾药
   E. 温补脾肾药

8. 痫证发作的基本病机是
   A. 肝火偏旺，火动生风
   B. 肝气郁结，肝阳上亢
   C. 痰热互阻，腑气不能
   D. 痰气上扰，气血凝滞
   E. 气机逆乱，元神失控

9. 患者，男，35 岁，下腹部疼痛半年余，痛如针刺，痛处固定，每于夜间加重，痛处拒按喜温，舌紫暗，脉涩。首选方剂为
   A. 小建中汤
   B. 大建中汤
   C. 良附丸合正气天香散
   D. 失笑散合丹参饮
   E. 少腹逐瘀汤

10. 喘证的严重阶段，在孤阳欲脱之时每多影响到
    A. 心　　　　　　　B. 肝
    C. 脾　　　　　　　D. 肾
    E. 肺

11. 黄疸的发生往往内外相因为患，黄疸形成的关键因素是
    A. 热邪　　　　　　B. 水饮
    C. 湿邪　　　　　　D. 瘀血

E. 痰浊

12. 痫证的发病以下列哪项最重要
    A. 脏腑失调　　　B. 气机逆乱
    C. 气滞血瘀　　　D. 阴阳失调
    E. 风阳内动

13. 患者腹部胀大，胁下胀痛不舒，纳食欠佳，食后腹胀，小便短赤，面色晦暗，目睛微黄，胁下可触及包块、触痛，舌苔白腻，脉弦细滑。应辨病为
    A. 黄疸　　　　　B. 胁痛
    C. 水肿　　　　　D. 积聚
    E. 鼓胀

14. 治疗胃痛瘀血停滞证应首选的方剂是
    A. 加味逍遥散　　B. 调营敛肝饮
    C. 木香顺气散　　D. 少腹逐瘀汤
    E. 失笑散加味

15. 《灵枢·百病始生》认为邪中人出现"洒淅喜惊"，为邪传舍于
    A. 经脉　　　　　B. 络脉
    C. 冲脉　　　　　D. 皮肤
    E. 腧穴

16. 痴呆病的首发症状为
    A. 神志障碍　　　B. 语言障碍
    C. 判断力损害　　D. 记忆力减退
    E. 精神呆滞

17. 下列哪项不是胃阴亏虚之胃痛的主要症状
    A. 胃脘隐痛　　　B. 泛酸嘈杂
    C. 口燥咽干　　　D. 大便干燥
    E. 舌红少津，脉细数

18. 患者，男，56岁，患2型糖尿病4年，现出现糖尿病酮症酸中毒，经治疗后意识很快恢复，血糖迅速降回正常，突然又进入昏迷，最可能的原因是
    A. 低血糖昏迷　　B. 反应性高血糖
    C. 酸中毒昏迷　　D. 休克

E. 脑水肿

19. 患者胸膈疼痛，固定不移，饮食梗阻难下，食不能下，甚或呕吐物如赤豆汁，面色晦滞，肌肤甲错，形体消瘦，舌质暗紫，脉细涩。其治法是
    A. 滋阴养血，破结行瘀
    B. 益气养阴，行气化痰
    C. 养阴润燥，降气消导
    D. 润燥行瘀，开郁化痰
    E. 滋阴养血，散结化痰

20. 患者，男，35岁。心悸不宁，头晕目眩，手足心热，耳鸣腰酸，舌红少苔，脉细数。其证候是
    A. 心血不足证　　B. 心虚胆怯证
    C. 心血瘀阻证　　D. 阴虚火旺证
    E. 心阳不振证

21. 患者，女，57岁。有15年肺胀病史。1周前，劳累后出现面浮肿，呼吸喘促难续，心悸，胸脘痞闷，尿少，怕冷，纳呆，舌苔白滑，脉沉细。治疗应首选的方剂是
    A. 济生肾气丸　　B. 真武汤
    C. 实脾饮　　　　D. 参附汤
    E. 金匮肾气丸

22. 具有清热利湿、凉血解毒功效的药物是
    A. 石膏　　　　　B. 知母
    C. 生地　　　　　D. 玄参
    E. 栀子

23. 患者，男，42岁。患者呃声洪亮有力，冲逆而出，口臭烦渴，多喜冷饮，大便秘结，小便短赤，苔黄，脉滑数。治疗应选下列何方
    A. 丁香散加减　　B. 小柴胡汤加减
    C. 逍遥散加减　　D. 竹叶石膏汤加减
    E. 四磨饮子加减

24. 患者干咳，或咳少量黏痰，有时痰中带血，胸部隐痛，午后手足心热，皮肤干灼，或有盗汗，舌质红苔薄，脉细数。其辨证为
    A. 肺阴亏虚证　　B. 阴虚火旺证
    C. 气阴两虚证　　D. 阴阳两虚证
    E. 肺肾阴虚证

25. "精气夺则虚"可视为虚证的提纲，该理论出自于
    A.《黄帝内经》　　B.《金匮要略》
    C.《难经》　　　　D.《医宗必读》
    E.《诸病源候论》

26. 治疗肺胀阳虚水泛证首选方剂是真武汤合用
    A. 二陈汤　　　　B. 桑菊饮
    C. 苓桂术甘汤　　D. 五苓散
    E. 葶苈大枣泻肺汤

二、多选题：每道试题由1个题干和5个备选答案组成，题干在前，选项在后。选项A、B、C、D、E中至少有2个正确答案。

27. 血府逐瘀汤的药物组成是
    A. 当归、桃仁、红花、赤芍
    B. 柴胡、牛膝、桔梗
    C. 生地黄
    D. 川芎、枳壳
    E. 丹参、桂枝

28. 患者口角歪斜，伸舌偏向一侧，舌强不语，半身不遂，肢体麻木，舌质暗紫，苔滑腻，脉弦滑。以下处理正确的是
    A. 证属风痰阻络证
    B. 治以搜风化痰，行瘀通络
    C. 方选解语丹
    D. 方选补阳还五汤
    E. 方选通窍活血汤

29. 阳水一般分为哪些证型
    A. 风水相搏证　　B. 水湿浸渍证
    C. 湿毒浸淫证　　D. 湿热壅盛证
    E. 风热犯肺证

30. 感冒暑湿伤表证的症状有
    A. 夏令发热，汗出热不解
    B. 鼻塞流浊涕，咳嗽痰黏
    C. 胸闷心烦，小便短赤
    D. 苔黄腻，脉濡数
    E. 无汗头痛，肢节酸痛

31. 下列哪些不是治疗遗精肾元不固证的代表方
    A. 左归饮　　　　B. 金锁固精丸
    C. 水陆二仙丹　　D. 三才封髓丹
    E. 四逆散

32. 患者心胸部隐痛阵作，胸闷气短，动则气喘加重，倦怠乏力，自汗出，舌质淡红，舌体较胖边有齿痕，脉细。以下处理正确的是
    A. 证属心气阴两不足证
    B. 治法为益气养阴，活血通络
    C. 方选生脉散合人参养荣汤
    D. 方选血府逐瘀汤
    E. 可酌情加入活血之药

33. 治疗鼓胀脾肾阳虚证的代表方有哪些
    A. 附子理中汤　　B. 五苓散
    C. 济生肾气丸　　D. 金匮肾气丸
    E. 胃苓汤

34. 患者低热经年，热势常随情绪波动而起伏，精神抑郁，胸胁胀满，烦躁易怒，口干而苦。舌红苔黄，脉弦数。以下处理正确的是
    A. 证属气郁发热
    B. 方选归脾汤
    C. 治以疏肝理气，解郁泻热
    D. 方选小柴胡汤

E. 方选丹栀逍遥散

35. 治疗冷哮时可选的方剂是
   A. 小青龙汤　　　B. 紫金丹
   C. 射干麻黄汤　　D. 定喘汤
   E. 独参汤

36. 癃闭的病因病机有
   A. 湿热蕴结　　　B. 肺热气壅
   C. 脾气不升　　　D. 肾阳衰惫
   E. 肝郁气滞

37. 胸痹辨证的要点是
   A. 首分虚实
   B. 辨别寒热
   C. 辨疼痛发生部位
   D. 辨疼痛性质
   E. 辨病情轻重

38. 眩晕的辨证要点是
   A. 辨脏腑　　　　B. 辨虚实
   C. 辨标本　　　　D. 分寒热
   E. 辨阴阳

39. 中风的主要症状可有
   A. 神昏　　　　　B. 半身不遂
   C. 口舌歪斜　　　D. 言语蹇涩或不语
   E. 高热不退

40. 气淋实证的症状特点是
   A. 小便涩滞　　　B. 淋沥不宣
   C. 少腹满痛　　　D. 尿有余沥
   E. 小便短数

41. 腹大胀满，形似蛙腹，朝宽暮急，面色苍黄或㿠白，脘闷纳呆，神倦怯寒，肢冷浮肿，小便短少不利，舌体胖，质紫，苔淡白，脉沉细无力。宜选方为
   A. 茵陈五苓散　　B. 附子理苓汤
   C. 济生肾气丸　　D. 实脾饮
   E. 调营饮

42. 积聚与痞满的区别主要在于
   A. 痞满患者自觉脘腹痞塞不通
   B. 痞满患者自觉满闷不舒
   C. 痞满有得食则胀、嗳气则舒的特点
   D. 痞满不能扪及包块
   E. 痞满腹部无气聚胀急之形可见

43. 下痢无度，饮食不进，肢冷脉微，病势危重，宜急用
   A. 独参汤　　　　B. 参附汤
   C. 安宫牛黄丸　　D. 羚羊角汤
   E. 至宝丹

44. 在心悸的发病过程中，既为病理产物又为病因产物的是
   A. 火毒　　　　　B. 水湿
   C. 痰饮　　　　　D. 瘀血
   E. 湿热

45. 张景岳认为"神不安而不寐"由于
   A. 邪气内扰　　　B. 瘀血阻滞
   C. 营气不足　　　D. 素体阴盛
   E. 素体阳盛

46. 聚证的特征是
   A. 聚散无常　　　B. 痛无定处
   C. 质硬　　　　　D. 病在气分
   E. 属腑病

三、共用题干单选题：叙述一个以单一病人或家庭为中心的临床情景，提出2~6个相互独立的问题，问题可随病情的发展逐步增加部分新信息，每个问题只有1个正确答案，以考查临床综合能力。答题过程是不可逆的，即进入下一问后不能再返回修改所有前面的答案。

(47~49 共用题干)

患者胃脘胀闷，痛连两胁，攻撑走窜，遇烦恼则痛作或痛甚，喜太息，胸闷嗳气，大便不爽，舌苔多薄白，脉弦。

47. 该病人的证候属于
    A. 脾胃虚寒证　　B. 肝气犯胃证
    C. 痰饮内阻证　　D. 胃阴不足证
    E. 外邪犯胃证

48. 其治法是
    A. 疏肝和胃，理气止痛
    B. 疏肝泄热，和胃止痛
    C. 化瘀通络，和胃止痛
    D. 清化湿热，理气和胃
    E. 消食导滞，和胃止痛

49. 其治疗首选方是
    A. 黄芪建中汤加减
    B. 一贯煎合芍药甘草汤加减
    C. 柴胡疏肝散加减
    D. 小半夏汤合苓桂术甘汤加减
    E. 藿香正气散加减

(50～52 共用题干)

　　患者，女，41 岁，大便干结不通，3～4 日 1 次，伴口臭，面红心烦，小便黄赤，舌红，苔黄燥，脉滑数。

50. 其辨证为
    A. 热秘　　　　　B. 气秘
    C. 气虚秘　　　　D. 冷秘
    E. 阴虚秘

51. 治法为
    A. 养血润燥
    B. 滋阴通便
    C. 顺气导滞
    D. 泻热导滞，润肠通便
    E. 攻积导滞，峻下热结

52. 首选何方
    A. 增液汤加减　　B. 润肠丸加减
    C. 六磨汤加减　　D. 大承气汤加减
    E. 麻子仁丸加减

(53～55 共用题干)

　　患者，女，46 岁。咯血反复发作 1

月，血色鲜红，咳呛气急，痰少质黏色黄，午后潮热，五心烦热，盗汗，口干多饮，颧红，消瘦，月经不调。舌红绛少津液，苔薄黄，脉细数。

53. 根据上述患者临床表现，下列选项哪个最为符合该患者的诊断
    A. 肺痨肺阴亏虚证
    B. 肺痨阴虚火旺证
    C. 虚劳肺肾阴亏证
    D. 咳血血热妄行证
    E. 咳嗽痰热壅肺证

54. 此时，根据上述辨证类型，下列方剂最适合的是
    A. 保真汤
    B. 麦门冬汤合清燥救肺汤
    C. 清气化痰丸
    D. 咳血方
    E. 百合固金丸合秦艽鳖甲散

55. 如患者咯血不止，且紫暗成块，伴有胸痛，可加用
    A. 丹皮、栀子
    B. 三七粉、血余炭
    C. 阿胶、五味子
    D. 三棱、莪术
    E. 牡蛎、黄柏

(56～59 共用题干)

　　患者，症见小便黄赤，伴灼热感，尿血鲜红，心烦口渴，口舌生疮，舌质红，脉数。

56. 其证候为
    A. 脾不统血证　　B. 肾虚火旺证
    C. 下焦湿热证　　D. 肾气不固证
    E. 气虚不摄证

57. 治法为
    A. 清胃泻火，化瘀止血
    B. 益气健脾摄血
    C. 滋阴降火，凉血止血

D. 清热解毒，凉血止血

E. 清热利湿，凉血止血

58. 宜选用的方剂是

   A. 小蓟饮子   B. 知柏地黄丸

   C. 十灰散   D. 茜根散

   E. 归脾汤

59. 若尿中夹有血块者，可加用

   A. 桃仁、赤芍、白芍

   B. 白茅根、紫草、地榆

   C. 红花、川芎、侧柏叶

   D. 桃仁、红花、牛膝

   E. 丹皮、茜草、生石膏

（60~62 共用题干）

患者，女，41 岁。因长期忧郁诱发本病。表情淡漠，神识呆钝；喃喃独语，喜怒无常，言语有头无尾，污秽不避，终日不思饮食，舌苔腻，脉象弦滑。

60. 根据上述临床表现，该病例中医诊断应为

   A. 郁证   B. 脏躁证

   C. 百合病   D. 痴呆

   E. 癫证

61. 按照中医辨证体系，该病例应辨证为

   A. 痰湿内阻证   B. 肝气郁结证

   C. 痰气郁结证   D. 心脾不足证

   E. 脾虚痰阻证

62. 如见不寐易惊，烦躁不安，舌红苔黄，脉象滑数等症则应用

   A. 黄连汤加减   B. 涤痰汤加减

   C. 半夏厚朴汤   D. 温胆汤加减

   E. 牛黄清心丸

（63~65 共用题干）

患者，男，57 岁，形体肥胖，1 周来心悸善惊，烦躁痰多，食少泛恶，舌苔黄腻，脉象滑数。

63. 根据上述临床表现，按照中医辨证理

论，该病例应诊断辨证为

   A. 心悸水饮凌心证

   B. 心悸痰热内扰证

   C. 心悸心阳虚衰证

   D. 心悸阴虚火旺证

   E. 心悸心神不宁证

64. 根据上述辨证特点，治疗方法以下列何者为宜

   A. 清化痰热，宁心安神

   B. 补血养心，益气安神

   C. 健脾化痰，定惊安神

   D. 滋阴清火，养心安神

   E. 振奋心阳，化气行水

65. 根据上述辨证类型及治疗原则，治疗本证的最佳方剂为

   A. 酸枣仁汤加减

   B. 甘麦大枣汤加减

   C. 黄连温胆汤加减

   D. 朱砂安神丸加减

   E. 苓桂术甘汤加减

四、案例分析题：每道案例分析题 3~12 问。每问的备选答案至少 6 个，最多 12 个，正确答案的个数不定。考生每选对一个正确答案给 1 个得分点，选错一个扣 1 个得分点，直至扣至本问得分为 0，即不含得负分。案例分析题的答题过程是不可逆的，即进入下一问后不能再返回修改所有前面的答案。

（66~69 共用题干）

患者，男，46 岁。主诉：胁痛 3 年，加重 2 天。患者于 3 年前患有乙型肝炎，口服药物病情未见好转，肝功能异常，胁痛反复发作，近日来因劳累过度诱发胁痛加重，现右胁隐痛，绵绵不休，口干咽燥，两目干涩，心中烦热，头晕目眩，舌红少苔，脉弦细数。

66. 对此患者应考虑以下哪些疾病
    A. 肝炎　　　　 B. 肝硬化
    C. 急性胆囊炎　 D. 胆道蛔虫
    E. 肋间神经痛　 F. 急性胰腺炎

67. 胁痛的常见病因有下列哪几项
    A. 情志不遂　　 B. 跌仆损伤
    C. 外感湿热　　 D. 饮食所伤
    E. 劳欲久病　　 F. 腹部手术

68. 胁痛的病理因素有
    A. 湿热　　　　 B. 气滞
    C. 精血虚　　　 D. 血瘀
    E. 气虚　　　　 F. 寒凝

69. 患者在情志饮食方面应注意
    A. 饮食清淡
    B. 忌食肥甘辛辣
    C. 保持情绪稳定
    D. 心情舒畅
    E. 避免饮酒过度
    F. 多食蔬菜、水果

(70～74 共用题干)

　　患者，男，45 岁。症见腹中积块明显，质地较硬，固定不移，隐痛或刺痛，形体消瘦，纳谷减少，面色晦暗黧黑，面颈胸臂或有血痣赤缕，舌质紫或有瘀斑，脉细涩。

70. 宜选方为
    A. 膈下逐瘀汤　 B. 四物汤
    C. 失笑散　　　 D. 六君子汤
    E. 柴胡疏肝散　 F. 八珍汤

71. 经治疗 1 个月后，患者腹部积块质软不坚，固定不移，胀痛不适，舌苔薄，脉弦，宜选方为
    A. 失笑散　　　 B. 化积丸
    C. 调营饮　　　 D. 柴胡疏肝散
    E. 鳖甲煎丸　　 F. 六磨汤

72. 积证的临床特点是

    A. 属于脏病　　 B. 痛有定处
    C. 推之不移　　 D. 病程较短
    E. 多属血分　　 F. 痛无定处

73. 历代医籍中把哪些病称为积聚
    A. 癥瘕　　　　 B. 疟母
    C. 痃癖　　　　 D. 伏梁
    E. 痞块　　　　 F. 蜘蛛蛊

74. 积聚的调护正确的有
    A. 解除忧虑
    B. 少食肥甘厚味
    C. 少食辛辣刺激之品
    D. 多吃新鲜蔬菜
    E. 避免过劳
    F. 忌盐

(75～79 共用题干)

　　患者，女，24 岁。呕吐月余，加重 2 天。患者因情志不舒而感恶心，时而呕吐，症状时轻时重，伴不欲饮食，食后胃胀，胸胁胀痛，烦闷不舒，烧心，泛酸苦水，大便干，睡眠不佳，舌红，苔白，脉弦数。纤维胃镜提示：胆汁反流性胃炎，十二指肠球炎。

75. 本患者诊断、治疗正确的是
    A. 肝气犯胃证　 B. 反酸
    C. 呕吐　　　　 D. 和胃止呕
    E. 清热通便　　 F. 反胃

76. 本病的常见病因有
    A. 脾胃虚弱
    B. 饮食不节
    C. 外邪犯胃
    D. 情志失调
    E. 寄生虫类感染
    F. 跌仆损伤，腹部手术

77. 下列哪些脏腑与本病的发生有关
    A. 肝　　　　　 B. 脾
    C. 心　　　　　 D. 肺

E. 胃 　　　　F. 肾

78. 关于本病与噎膈的共同特点，不正确的是
    A. 均病情轻、病程短、预后好
    B. 呕吐进食顺畅、吐无定时
    C. 均有呕吐症状
    D. 噎膈进食不顺、或食不得入
    E. 均病情重、病程长、预后欠佳
    F. 噎膈病位在食道、贲门

79. 本病常见于西医的何病
    A. 尿毒症　　　B. 颅脑疾病
    C. 幽门梗阻　　D. 急性胃炎
    E. 神经性呕吐　F. 急性胃扩张

(80~82 共用题干)

患者，男，56 岁。进食梗阻月余，病情加重 7 天。患者 1 个月来进食梗阻不能顺利通过，伴脘膈痞满，甚则疼痛。

80. 本病相当于西医的何病
    A. 食管癌、贲门癌
    B. 贲门痉挛、食管憩室
    C. 食管狭窄
    D. 急、慢性胃炎
    E. 咽异物感
    F. 食管炎

81. 患者精神紧张，活动后胸闷加重，情志不舒亦加重，嗳气，呕吐痰涎，口干不欲饮水，大便干，舌质红，苔黄腻，脉弦滑。纤维胃镜诊断为反流性食管炎。本病的产生除与食管、胃有关外，还与哪些脏腑有关
    A. 心　　　　B. 肾
    C. 脾　　　　D. 肺
    E. 肝　　　　F. 胃

82. 关于本病与反胃表现的异同点，叙述不正确的是
    A. 皆有呕吐症状

    B. 反胃饮食能入，但经久复出
    C. 均有吞咽困难，阻塞不下
    D. 反胃朝食暮吐，暮食朝吐
    E. 均有咽中似有异物，咯之不出，吞之不下
    F. 均有食入即吐

(83~86 共用题干)

患者，女，46 岁。因头晕目眩 3 小时而就诊。患者起床时突觉头晕，头胀痛，视物旋转，不能睁眼，恶心呕吐。平素性情急躁，耳鸣口苦，少寐多梦，舌红苔黄腻，脉弦数。

83. 可以选择的有效检查包括
    A. 脑 CT　　　B. 颈椎 X 线检查
    C. 胸片　　　　D. 经颅多普勒
    E. 血糖　　　　F. 血常规

84. 关于眩晕的病机，历代医家著名的观点有
    A. 诸风掉眩，皆属于肝
    B. 无虚不作眩
    C. 无痰不作眩
    D. 风火相搏
    E. 髓海不足
    F. 淤滞不行，皆能眩运

85. 与眩晕发病无关的脏器是
    A. 肝　　　　B. 心
    C. 脾　　　　D. 胆
    E. 肾　　　　F. 胃

86. 关于眩晕预防与调护的叙述，正确的有
    A. 室内光线柔和
    B. 少作或不作旋转、弯腰等动作
    C. 饮食以清淡易消化为宜
    D. 多吃油腻、辛辣之品
    E. 虚证眩晕者应适当增加营养
    F. 可进行剧烈体力活动和高空作业

(87~89 共用题干)

患者，男，56 岁。既往有"冠心病"病史，时值正月，因心胸疼痛如绞来诊。症见心胸疼痛如绞，心悸气短，畏寒肢冷，冷汗出，舌苔薄白，脉沉紧。

87. 患者必须进行的检查是
    A. 心电图　　　　B. 胸部 CT
    C. 腹部彩超　　　D. 心肌酶测定
    E. 血脂　　　　　F. 腹部平片

88. 心电图检查结果：窦性心律，电轴左偏，ST－T 改变。中医诊断为胸痹。西医可诊断为何病
    A. 心绞痛　　　　B. 心肌梗死
    C. 心肌炎　　　　D. 心包炎
    E. 心内膜炎　　　F. 高血压

89. 追问病史，患者劳累易诱发本病，活动则症状加重。多见于何证型
    A. 心血瘀阻证　　B. 气滞心胸证
    C. 气阴两虚证　　D. 心肾阴虚证
    E. 心肾阳虚证　　F. 寒凝心脉证

(90~94 共用题干)

患者，女性，42 岁。平素喜食瓜果生冷，近半年饮食日减，现症见面色萎黄，神疲乏力，少气懒言，胃脘部恶寒喜暖，每进食生冷则胃脘冷痛，胀满不适，舌淡，苔白，脉弱。

90. 考虑诊断为
    A. 虚劳　　　　　B. 脾阳虚证
    C. 胃痛　　　　　D. 脾虚湿困证
    E. 厌食　　　　　F. 心气虚证

91. 虚劳辨证的纲领是
    A. 虚实　　　　　B. 寒热
    C. 气血　　　　　D. 阴阳
    E. 标本　　　　　F. 脏腑

92. 虚劳的病因为
    A. 禀赋薄弱，体质虚弱

B. 烦劳过度，耗伤气血
    C. 饮食不节，损伤脾胃
    D. 大病久病，失于调理
    E. 误治失治，损耗精气
    F. 外邪侵袭，损伤脏腑

93. 虚劳的转归、预后与哪些因素有关
    A. 体质的强弱
    B. 脾肾的盛衰
    C. 能否解除致病原因
    D. 起病的原因
    E. 是否得到及时、正确的治疗及护理
    F. 服用药物的剂量

94. 预防调护应做到
    A. 消除及避免引起虚劳的病因
    B. 避风寒，适寒温
    C. 调饮食，戒烟酒
    D. 慎起居，适劳逸
    E. 舒情志，少烦忧
    F. 多食油腻、香辣食物

(95~97 共用题干)

患者，女，30 岁。2021 年 10 月 20 日初诊。主诉：便秘 2 年，加重 1 个月。2 年前生产后渐感大便秘结，欲解而不行，症状逐渐加重，现大便 5~7 日一行，状如羊屎，伴心烦不欲食，食后脘腹胀满，舌红，苔薄黄，脉细数。

95. 患者的首选检查不包括
    A. 结肠镜　　　　B. 腹部平片
    C. 腹部彩超　　　D. 腹部 CT
    E. 大便常规　　　F. 脑电图检查

96. 以下符合便秘症状的有
    A. 大便稀薄
    B. 大便次数增多
    C. 大便秘结不通
    D. 排便时间延长
    E. 欲大便而艰涩不畅

F. 大便夹有不消化食物

97. 纤维结肠镜提示：直肠、乙状结肠黏膜充血水肿，局部浅表糜烂。除药物治疗外，还应

A. 保持精神舒畅

B. 进行轻便运动

C. 调节饮食

D. 定时如厕

E. 注意气候变化

F. 多食辛辣的食物

（98~100 共用题干）

患者，男，70 岁。喘咳气短憋闷 15 年，加重 4 天。患者患咳嗽喘促 15 年，失治迁延日久，每遇寒冷而发作，病势缠绵，喘咳时发时止，逐年加重。

98. 患者疾病可以由以下哪些病进展而来

A. 哮病　　　　B. 喘证

C. 心悸　　　　D. 咳嗽

E. 肺痿　　　　F. 肺痈

99. 4 天前因天气变冷，咳喘加重。查体：

患者体瘦，肋间隙增宽饱满，呈桶状胸，叩诊心界模糊，两肺过清音，肺肝浊音界下移。听诊心音遥远，两肺散在湿啰音和哮鸣音。心电图示肺性 P 波，胸部 X 线片示右心室肥大。现主症：咳逆喘满不得卧，气短气急，咳痰白稀，呈泡沫状，胸部膨满，恶寒，周身酸楚，舌体胖大，舌质暗淡，舌苔白滑，脉浮紧。治法及方药是

A. 温肺散寒，降逆涤痰

B. 清肺泄热，降逆平喘

C. 大青龙汤

D. 小青龙汤

E. 温阳化饮，宣肺平喘

F. 疏散风热，清肺化痰

100. 肺胀病位在肺，逐渐影响到下列哪些脏腑

A. 肝　　　　B. 心

C. 脾　　　　D. 胆

E. 肾　　　　F. 膀胱

全真模拟试卷（二）

一、单选题：每道试题由 **1** 个题干和 **5** 个备选答案组成，题干在前，选项在后。选项 **A**、**B**、**C**、**D**、**E** 中只有 **1** 个为正确答案，其余均为干扰选项。

1.《金匮要略》辨证方法是
  A. 八纲辨证
  B. 六经辨证
  C. 卫、气、营、血辨证
  D. 脏腑经络辨证
  E. 三焦辨证

2. 属胆腑郁热证所致的黄疸宜选用的方剂是
  A. 大柴胡汤　　　B. 龙胆泻肝汤
  C. 小柴胡汤　　　D. 茵陈五苓散
  E. 甘露消毒丹

3. 患者胃痛隐隐，喜温喜按，空腹痛甚，得食痛减，神疲乏力，大便溏薄，舌淡苔白，脉虚弱。其治法是
  A. 散寒止痛　　　B. 除湿散寒
  C. 温中健脾　　　D. 温胃止泻
  E. 温补脾肾

4. 系统提出用酸收法治疗泄泻的医家是
  A. 张仲景　　　　B. 李东垣
  C. 朱丹溪　　　　D. 张景岳
  E. 李中梓

5. 痫证风痰闭阻证的治法是
  A. 涤痰息风，开窍定痫
  B. 清肝泻火，化痰开窍
  C. 涤痰开窍，化瘀通络
  D. 息风开窍，化痰定志
  E. 化痰通络，镇心安神

6. 尿血与血淋的鉴别，主要在于
  A. 尿色的深浅　　B. 尿量的多少
  C. 尿味的情况　　D. 有无尿痛
  E. 有无血块

7. 喘证的病变部位在
  A. 心、肺　　　　B. 肺、肾
  C. 心、肾　　　　D. 脾、肾
  E. 肺、脾

8. 痹证日久引起心悸，其主要病机是
  A. 心阳不振　　　B. 瘀血阻络
  C. 水饮凌心　　　D. 心血不足
  E. 阴虚火旺

9. 越婢汤组方中没有的药物是
  A. 大枣　　　　　B. 甘草
  C. 石膏　　　　　D. 生姜
  E. 防己

10. 患者，女，58 岁。因"反复呼吸困难 3 年，加重 2 月"就诊，自诉上楼梯 1 层后即出现胸闷，气喘，时有踝部水肿，间断自服药物，具体不详，平素疲倦无力，不喜运动，现患者时有自汗，面色㿠白，唇口发绀，舌紫暗，脉结代。其最可能的诊断是
  A. 喘证，痰热郁肺证
  B. 水肿，阳虚水泛证
  C. 哮病，寒哮证
  D. 心衰，气虚血瘀证
  E. 虚劳，气虚证

11. 泄泻发病的关键是
  A. 感受外邪　　　B. 饮食所伤
  C. 情志失调　　　D. 脏腑虚弱

E. 脾胃功能障碍

12. 下列哪一条不是关于癃闭的论述
    A. 尿少点滴而出，甚则尿闭不通为主症
    B. 辨证首先分清虚实
    C. 治疗应据"腑以通为用"的原则
    D. 尿痛且每日排尿量多为正常
    E. 可致死亡

13. 《灵枢·百病始生》所言的"虚邪"是指
    A. 正气虚弱
    B. 致病性不强的邪气
    C. 四时不正之气
    D. 泛指一切致病因素
    E. 情志失调

14. 患者，男，36 岁。腰酸膝软，眩晕耳鸣，精神萎靡，记忆力下降，性机能减退。最常见的病因是
    A. 劳力过度　　B. 房劳过度
    C. 劳神过度　　D. 思虑过度
    E. 安逸过度

15. 患者胃脘疼痛，干噫食臭，肠鸣下利，舌苔黄白相兼，脉弦数。其治法为
    A. 温中化湿，健运脾胃
    B. 消食导滞，理气和胃
    C. 温中健脾，消导和胃
    D. 辛开苦降，和胃消痞
    E. 泄热和中，健运脾胃

16. 《素问·六节藏象论》中藏象的含义是
    A. 脏藏而隐，象现而彰
    B. 藏为主，象为副
    C. 藏应于象，象应于藏
    D. 藏主内，象主外
    E. 藏为副，象为主

17. 患者，男，50 岁。昏仆抽搐吐涎，两目上视，口中如作猪羊叫，平时情绪

急躁，心烦失眠，咳痰不爽，口苦而干，舌红苔黄腻，脉弦滑数。治疗应首选的方剂是
    A. 知柏地黄丸合定痫丸
    B. 天王补心丹合定痫丸
    C. 顺气导痰汤合二阴煎
    D. 龙胆泻肝汤合涤痰汤
    E. 滋水清肝饮合定痫丸

18. 性味辛温的活血祛瘀药是
    A. 丹参　　　　B. 艾叶
    C. 半夏　　　　D. 川芎
    E. 郁金

19. 患者，男，45 岁。现症见心悸不宁，胸闷，头晕且痛，四肢发麻，烦躁易怒，夜寐梦多，口苦咽干，舌红苔黄腻，脉沉弦数。其证型是
    A. 心胆失调证　　B. 心肝失调证
    C. 气滞血瘀证　　D. 痰瘀阻络证
    E. 痰饮凌心证

20. 患者，男，46 岁。2 天前，患者突然出现喘急胸闷，咳嗽，咳痰稀薄而白，恶寒，头痛，无汗，舌苔薄白，脉象浮紧。其诊断是
    A. 咳嗽风寒袭肺证
    B. 喘证风寒壅肺证
    C. 饮证饮犯胸肺证
    D. 肺痿虚寒证
    E. 哮病冷哮证

21. 患者，男，47 岁，渔民。自诉肢体关节疼痛，反复发作 10 余年，加重 1 个月。症见多关节疼痛，屈伸不利，关节肿大，梭状变形，晨起僵硬，四肢肌肉萎缩，肘膝屈伸不利，夜间痛甚，遇寒加重，舌紫暗，脉弦涩。其证型是
    A. 风寒湿痹证　　B. 风湿热痹证
    C. 寒热错杂证　　D. 痰瘀痹阻证

E. 肝肾虚痹证

22. 症见突然昏仆，不省人事，口角㖞斜，牙关紧闭，肢体强劲而不温，面白唇暗，喉中痰声，静卧不烦，苔白腻，脉沉滑。其治疗宜选用的方剂是
    A. 局方至宝丹
    B. 菖蒲郁金汤
    C. 苏合香丸
    D. 牵正散加味
    E. 滚痰丸

23. 以下哪项不符合休克的诊断标准
    A. 脉细数，脉率 > 100 次/分
    B. 意识异常
    C. 收缩压 <100mmHg
    D. 四肢湿冷
    E. 有诱发休克的原因

24. 患者神昏而嗜睡，伴畏寒肢冷，首先考虑为
    A. 寒凝心脉证　　B. 心阳不振证
    C. 脾气虚弱证　　D. 阳气虚弱证
    E. 气血不足证

25. 患者关节疼痛肿胀，晨僵，活动不利，畏寒怕冷，神倦懒动，腰背酸痛，俯仰不利，天气寒冷加重。舌淡胖，苔白滑，脉沉细。其治疗法则宜
    A. 疏风散寒，除湿宣痹
    B. 祛痰化瘀通络
    C. 温经散寒，除湿补肾
    D. 清热通络，疏风胜湿
    E. 滋阴清热

二、多选题：每道试题由 1 个题干和 5 个备选答案组成，题干在前，选项在后。选项 A、B、C、D、E 中至少有 2 个正确答案。

26. 患者素有咳嗽咳痰病史，近日复感外邪，咳喘再发，剧烈咳嗽后，突然昏

厥，喉中有痰鸣，呼吸粗大，舌苔白腻，脉沉滑。以下处理正确的有
    A. 病属痰厥　　　B. 治以行气豁痰
    C. 方选导痰汤　　D. 病属气厥实证
    E. 方选六磨汤

27. 患者寒热往来，胸胁苦满，咽干口苦，恶心呕吐，舌红，苔黄腻，脉弦数。其产生的病机主要有
    A. 湿热郁脾胃，胃失和降
    B. 邪热侵犯少阳，肝胆失于疏泄
    C. 湿热郁蒸肝胆
    D. 燥热内结阳明，腑气不通
    E. 风热侵袭，正邪相争

28. 肺痈的主要表现有
    A. 咳嗽
    B. 胸痛
    C. 多在 1 周内身热下降
    D. 咯吐脓血痰
    E. 盗汗

29. 血证治疗的 3 个原则是
    A. 治郁　　　　　B. 治火
    C. 治气　　　　　D. 治血
    E. 治痰

30. 阴水一般分为哪些证型
    A. 肺气不宣证　　B. 脾阳亏虚证
    C. 肾阳衰微证　　D. 水湿浸渍证
    E. 风寒犯肺证

31. 咳嗽的辨证要点是
    A. 辨病程长短　　B. 辨虚实
    C. 辨外感内伤　　D. 辨表里
    E. 辨病位

32. 下列哪些属于胁肋胀痛的特点
    A. 入夜尤甚
    B. 疼痛游走不定
    C. 时轻时重
    D. 症状轻重与情绪变化有关

E. 局部拒按

33. 症见胁肋隐痛不休，伴头晕目眩，心烦咽燥，舌红少苔，脉细弦而数，其治法是
    A. 疏肝理气　　　B. 滋阴柔肝
    C. 养血通络　　　D. 养阴止痛
    E. 健脾化痰

34. 鉴别鼓胀与水肿的要点为
    A. 肿胀的部位
    B. 皮肤之颜色
    C. 腹筋暴露之有无
    D. 腹胀与否
    E. 小便利否

35. 腰痛主要与哪几种病证鉴别
    A. 背痛　　　　　B. 痹证
    C. 痿证　　　　　D. 痉证
    E. 肾痹

36. 在痹证发生发展过程中起重要作用的因素是
    A. 水液　　　　　B. 痰浊
    C. 瘀血　　　　　D. 水湿
    E. 痰瘀

37. 中风阳闭证宜选用的方剂是
    A. 苏合香丸　　　B. 至宝丹
    C. 涤痰汤　　　　D. 羚角钩藤汤
    E. 增液承气汤

38. 遗精的临床特征包括
    A. 男子梦中遗精
    B. 每周超过2次以上
    C. 夫妻分居，长期不过性生活，偶有遗精
    D. 清醒时，不因性生活而排泄精液
    E. 未婚男子，每月遗精1~2次

39. 关格往往表现为
    A. 本虚标实　　　B. 虚实错杂
    C. 内闭外脱　　　D. 寒热错杂

E. 阴竭阳亡

40. 病人有痫证病史多年，现症见急躁易怒，心烦失眠，咳痰不爽，口苦咽干，便秘溲黄，目赤，舌红，苔黄腻，脉沉弦滑而数。以下处理正确的是
    A. 辨证属痰火扰神证
    B. 治以清泻肝火，化痰宁神
    C. 方选龙胆泻肝汤合涤痰汤
    D. 方选定痫丸
    E. 治以涤痰息风镇痫

41. 治疗内伤咳嗽除化痰止咳外，还应调理脏腑，具体方法是
    A. 健脾　　　　　B. 清肝
    C. 养肺　　　　　D. 滋肾
    E. 补心

42. 胸痹气滞心胸证的主要表现有
    A. 心胸满闷，隐痛阵发
    B. 痛无定处，时欲太息
    C. 脉弦细
    D. 手足不温
    E. 情志不遂时容易诱发或加重

43. 治疗肺痿应慎用的药物是
    A. 祛逐痰涎峻剂
    B. 燥热之剂
    C. 苦寒滋腻之品
    D. 清润之品
    E. 温润之品

44. 治疗黄疸病，阳黄湿热兼表证的代表方剂是
    A. 甘露消毒丹
    B. 茵陈蒿汤
    C. 麻黄连翘赤小豆汤
    D. 小建中汤
    E. 茵陈五苓散

45. 以下属于温里剂的方剂有
    A. 当归建中汤　　B. 温经汤
    C. 温胆汤　　　　D. 温脾汤

E. 小建中汤

三、共用题干单选题：叙述一个以单一病人或家庭为中心的临床情景，提出2～6个相互独立的问题，问题可随病情的发展逐步增加部分新信息，每个问题只有1个正确答案，以考查临床综合能力。答题过程是不可逆的，即进入下一问后不能再返回修改所有前面的答案。

（46～48 共用题干）

患者，女，54岁。缘于暴怒，突然昏倒，不省人事，牙关紧闭，面赤唇紫，舌红，脉多沉弦。

46. 根据上述临床表现及病史，按照中医的辨证理论，考虑诊断及辨证分型为
    A. 气厥之实证　　B. 气厥之虚证
    C. 血厥之实证　　D. 血厥之虚证
    E. 痰厥

47. 按照中医治疗体系，应采取下列哪种治疗方法
    A. 行气豁痰　　B. 补养气血
    C. 活血顺气　　D. 补气回阳
    E. 顺气开郁

48. 此时，根据上述辨证特点，应选用的最佳方剂为
    A. 五磨饮子　　B. 通瘀煎
    C. 四味回阳饮　　D. 人参养营汤
    E. 导痰汤

（49～53 共用题干）

患者，女，28岁，昨起小便频急，涩痛而赤，腰酸，少腹胀痛，心烦，少寐，舌质红，苔黄，脉滑数。

49. 此患者诊断为
    A. 淋证之热淋　　B. 淋证之气淋
    C. 淋证之血淋　　D. 淋证之石淋
    E. 淋证之劳淋

50. 该病的治法为
    A. 清热通淋，凉血止血
    B. 利尿疏导
    C. 清热利湿，通淋排石
    D. 清热利湿通淋
    E. 健脾益肾

51. 治该病当选何方
    A. 八正散　　B. 石韦散
    C. 沉香散　　D. 小蓟饮子
    E. 无比山药丸

52. 若小便频急，出血多，涩痛较甚者，可另加服
    A. 参三七、琥珀粉
    B. 白芍、甘草
    C. 丹皮、赤芍
    D. 黄芪、白术
    E. 当归、鹿角胶

53. 若患者小便淋漓出血不止，可先用何药以止血
    A. 黄柏、黄芩
    B. 赤芍、丹皮
    C. 黄芪、白术
    D. 侧柏叶、仙鹤草
    E. 熟地黄、当归

（54～56 共用题干）

患者，女，40岁，心悸半月余，伴胸闷烦躁，失眠多梦，口干苦，大便干结，小便短赤，舌红，苔黄腻，脉弦滑。

54. 辨证为
    A. 痰阻心脉证　　B. 水饮凌心证
    C. 肝火扰心证　　D. 痰热瘀结证
    E. 痰火扰心证

55. 治疗首选方为
    A. 血府逐瘀汤　　B. 顺气导痰汤
    C. 涤痰汤　　D. 龙胆泻肝汤
    E. 黄连温胆汤

56. 宜加何药

A. 栀子、瓜蒌、生龙骨、远志

B. 大黄、栀子、瓜蒌、生龙骨

C. 当归、郁李仁、火麻仁、肉苁蓉

D. 大黄、芒硝、火麻仁、郁李仁

E. 酸枣仁、柏子仁、远志、石菖蒲

（57～60 共用题干）

患者，女，47岁，患肺结核10余年，近日来，咳嗽气喘，午后潮热，口干咽燥，盗汗，身体消瘦，2天来咳喘胸闷，咳吐浊唾涎沫，质黏稠，痰中带血丝，血色鲜红，X线检查示"肺结核伴肺不张"。

57. 本病诊断为

A. 咳嗽 B. 肺胀

C. 肺痿 D. 喘证

E. 哮病

58. 本病当辨为何证

A. 痰浊阻肺证

B. 虚热证

C. 虚寒证

D. 痰热郁肺证

E. 肺气郁痹证

59. 本病例的治法为

A. 燥湿化痰

B. 行气宣肺

C. 滋阴降火

D. 滋阴清热，润肺生津

E. 温肺益气

60. 本病例选方为

A. 麦门冬汤合清燥救肺汤

B. 越婢加半夏汤

C. 小青龙汤

D. 桑白皮汤

E. 补肺汤

（61～65 共用题干）

患者，女，69岁。其素有脑动脉硬化病史，近半年逐渐出现善忘、反应迟钝、表情呆滞，有时痛哭不自止，有时大笑不能自控。近3天，患者终日不语，不思饮食。症见体胖，口流涎沫，舌淡苔白腻，脉滑。

61. 其辨病、辨证为

A. 癫证、痰气郁结证

B. 癫证、心脾两虚证

C. 痴呆、髓海空虚证

D. 痴呆、脾肾两虚证

E. 痴呆、痰浊蒙窍证

62. 治法为

A. 补肾填髓、益精养神

B. 补肾健脾、益气生精

C. 豁痰开窍、健脾化浊

D. 理气解郁、化痰醒神

E. 通阳泄浊、豁痰宣痹

63. 首选方剂为

A. 温胆汤加减

B. 涤痰汤加减

C. 还少丹加减

D. 逍遥散合顺气导痰汤加减

E. 七福饮加减

64. 若病人舌红苔黄腻，脉滑数，则应

A. 改用温胆汤

B. 改用龙胆泻肝汤

C. 改用黄连温胆汤

D. 改制天南星为胆南星加瓜蒌、栀子、天竺黄等

E. 加黄柏、栀子、龙胆

65. 若病人兼眩晕、嗜睡、肢体麻木阵作，脉弦滑，应

A. 改用天麻钩藤饮加减

B. 改用镇肝息风汤加减

C. 改用半夏白术天麻汤加减

D. 加龙骨、牡蛎、地龙

E. 加地龙、桃仁、红花

四、案例分析题：每道案例分析题 3~12 问。每问的备选答案至少 6 个，最多 12 个，正确答案的个数不定。考生每选对一个正确答案给 1 个得分点，选错一个扣 1 个得分点，直至扣至本问得分为 0，即不含得负分。案例分析题的答题过程是不可逆的，即进入下一问后不能再返回修改所有前面的答案。

(66~69 共用题干)

患者，男，40 岁，胃痛 10 余年，加重 10 天。病史：10 年来胃痛时作，隐隐作痛。

66. 以下检查不必要的是
    A. 胃镜　　　　　B. 消化系统钡餐
    C. 胃部 CT　　　D. 胃部彩超
    E. 血常规　　　　F. 病理组织学检查

67. 胃镜诊断：十二指肠球部溃疡，近日因食冷饮而致胃痛隐隐，痛无休止，遇冷痛甚，喜温喜按，饭前及后半夜痛亦痛甚；得食减轻，便稀，周身乏力，形体消瘦。舌体胖大边有齿痕，舌质淡苔白，脉弱。患者应用方剂不适合的是
    A. 补阳还五汤
    B. 附子理中汤
    C. 胃苓汤
    D. 黄芪建中汤
    E. 补中益气汤
    F. 保和丸

68. 西医何病疼痛属中医胃脘痛的辨证范畴
    A. 急、慢性胃炎
    B. 胃、十二指肠溃疡
    C. 胃黏膜脱垂症
    D. 急、慢性胆囊炎
    E. 急性胰腺炎

    F. 肠痉挛

69. 以下哪些原因可引起胃脘痛
    A. 外邪犯胃　　　B. 饮食伤胃
    C. 情志不畅　　　D. 久病年老
    E. 脾胃素虚　　　F. 劳逸失度

(70~74 共用题干)

患者，男，30 岁。身黄，目黄，小便黄 2 天，伴发热 1 天。

70. 患者情况可见于下列哪些病证
    A. 胁痛　　　　　B. 胆胀
    C. 鼓胀　　　　　D. 肝癌
    E. 肝郁　　　　　F. 胸痹

71. 病史：患者 3 天前因饮酒过度而致巩膜黄染，小便黄赤急来就诊。现症见身目发黄，色泽鲜明如橘皮，右胁疼痛而拒按，壮热口渴，口干口苦，恶心呕吐，脘腹胀满，大便秘结，小便黄赤，舌红苔黄腻而黄糙，脉弦滑数，查血清总胆红素 54μmol/L，谷丙转氨酶 45U/L，谷草转氨酶 44U/L。选择方剂不合适的是
    A. 千金犀角散　　B. 茵陈蒿汤
    C. 大柴胡汤　　　D. 茵陈五苓散
    E. 五苓散　　　　F. 黄芪建中汤

72. 以下属于阳黄热重于湿证的临床主症有
    A. 身目俱黄　　　B. 黄色鲜明
    C. 大便秘结　　　D. 发热口渴
    E. 脉濡缓　　　　F. 黄色晦暗

73. 下列哪项属于阳黄与阴黄的鉴别要点
    A. 小便黄与不黄
    B. 病程较长与较短
    C. 黄色鲜明与晦暗
    D. 虚证与实证
    E. 起病缓急
    F. 尿量多与不多

74. 黄疸患者应禁食
    A. 辛热之品　　　B. 富于营养之品
    C. 油腻之品　　　D. 酒热之品
    E. 易消化食物　　F. 清淡之品

(75~80 共用题干)

患者，男，52岁，工人。主诉小便淋沥，间断发作6个月，加重3天。病史：患者嗜烟酒。半年前突感尿路涩痛，淋沥不畅，少腹拘急。

75. 西医诊断可能考虑为
    A. 尿路感染　　　B. 肾盂肾炎
    C. 淋病　　　　　D. 前列腺炎
    E. 泌尿系结石　　F. 肾病综合征

76. 经市医院查肾盂造影示：慢性肾盂肾炎，间断口服抗生素治疗。3天前劳累后症状加重，而来就诊。现症见：小便淋沥不尽，遇劳尤甚，面色苍白，手足不温，腰膝酸软，神疲乏力，舌质淡，苔薄白，脉虚弱。下列哪项是淋证的主症
    A. 小便频数短涩
    B. 小便点滴难出
    C. 淋沥刺痛
    D. 每日排尿量少于正常
    E. 小腹拘急引痛
    F. 全身浮肿

77. 淋证的基本病理变化是
    A. 肾阳衰微
    B. 肾阴虚
    C. 湿热蕴结下焦
    D. 肾气不足
    E. 肾与膀胱气化不利
    F. 肝气郁结，疏泄失司

78. 治疗淋证的基本原则是
    A. 实则清利　　　B. 虚则补益
    C. 凉血止血　　　D. 通淋排石
    E. 扶正固本　　　F. 发汗利尿

79. 石淋因结石过大，阻塞水道，亦可形成
    A. 胆结石　　　　B. 水肿
    C. 胁痛　　　　　D. 癃闭
    E. 关格　　　　　F. 鼓胀

80. 尿浊的临床特征是
    A. 小便浑浊
    B. 白如泔浆
    C. 尿时无涩痛不利感
    D. 尿中带血
    E. 尿夹砂石
    F. 小便频数短涩，灼热刺痛

(81~85 共用题干)

患者，女，36岁。主诉：左侧头痛反复发作6年，痛剧2个月。病史：平素性情急躁，6年来左侧头痛反复发作，由稀至密，渐至痛剧。今日突然左颞剧烈搏痛，痛连后项，痛甚则吐，伴面红目赤，口干作苦，急躁易怒，舌红，苔黄，脉弦。

81. 本患者不应选用哪些检查
    A. 颅脑CT　　　　B. 颅骨平片
    C. 胸片　　　　　D. 经颅多普勒
    E. 颅脑磁共振　　F. 血常规

82. 符合《丹溪心法》中提出头痛不愈各加引经药的是
    A. 太阳加川芎
    B. 阳明加白芷
    C. 少阳加柴胡
    D. 太阴加细辛
    E. 厥阴加吴茱萸
    F. 阳明加柴胡

83. 头痛辨证的关键是
    A. 辨头痛之部位，分表里
    B. 辨头痛之轻重，分脏腑
    C. 辨头痛之久暂，分虚实
    D. 辨头痛之性质，分寒热
    E. 辨头痛之轻重，分表里

F. 辨头痛之性质，分虚实

84. 可选用天麻钩藤饮治疗的病证有
    A. 中风　　　　　B. 头痛
    C. 厥证　　　　　D. 眩晕
    E. 郁证　　　　　F. 痴呆

85. 关于头痛的预防调护，叙述正确的有
    A. 头痛急性发作期应适当休息
    B. 疏导劝慰以稳定情绪
    C. 不宜食用炸烤辛辣的厚味食物
    D. 不限制烟酒
    E. 头痛缓解后应注意情志、饮食及寒温等的调护
    F. 多食肥甘厚味

（86～91 共用题干）

患者，男，68 岁。口干、口渴多饮 5 年。现症：小便频数量多，浑浊如脂膏，腰膝酸软乏力，劳累后加重，伴头晕，皮肤干燥，缺少光泽，瘙痒，夜寐差，心烦多梦，时有盗汗，舌红，少苔，脉细数。

86. 治疗宜选用的方剂是
    A. 黄芪汤　　　　B. 六味地黄丸
    C. 金匮肾气丸　　D. 鹿茸丸
    E. 玉女煎　　　　F. 七味白术散

87. 若患者逐渐出现多食易饥，形体消瘦，大便干燥，舌苔黄，脉滑实有力，治疗可用
    A. 玉女煎　　　　B. 增液承气汤
    C. 消渴方　　　　D. 大补阴丸
    E. 六味地黄丸　　F. 金匮肾气丸

88. 患者并发白内障、雀目宜选用的方剂是
    A. 羊肝丸　　　　B. 知柏地黄丸
    C. 六味地黄丸　　D. 杞菊地黄丸
    E. 金匮肾气丸　　F. 玉女煎

89. 消渴日久，可见哪些合并病证
    A. 肺痨　　　　　B. 水肿

C. 中风　　　　　D. 痹证
E. 雀目　　　　　F. 癃闭

90. 消渴日久，易发生的病变是
    A. 阴损及阳，阴阳俱虚
    B. 真实假虚
    C. 病久入络，血脉瘀滞
    D. 真寒假热
    E. 寒热错杂
    F. 表卫失司

91. 对于消渴的并发症，常配用下列哪些治法
    A. 活血化瘀　　　B. 清热解毒
    C. 健脾益气　　　D. 温补肾阳
    E. 滋补肾阴　　　F. 通淋排石

（92～96 共用题干）

患者，女，25 岁。2 天前腹痛，痢下赤白脓血，黏稠如胶冻，里急后重，口渴饮冷，舌红苔黄腻，脉滑数。

92. 不必要的化验、检查是
    A. 大便常规　　　B. 大便潜血
    C. 腹部 CT　　　 D. 肝胆彩超
    E. 肠镜　　　　　F. 胸片

93. 本病的病因有
    A. 外感时邪　　　B. 情志失调
    C. 内伤饮食　　　D. 脾胃虚弱
    E. 肾阳虚衰　　　F. 体虚久病

94. 泄泻与本病的共同点是
    A. 多发于夏秋季节
    B. 感受外邪，内伤饮食发病
    C. 病变在胃肠
    D. 大便次数增多，里急后重
    E. 白多赤少
    F. 大便清稀如水

95. 痢疾患者的饮食应
    A. 禁食荤腥　　　B. 禁食油腻
    C. 进食生冷　　　D. 严禁饮食

E. 进食清淡　　F. 禁食生蒜

E. 养血安神　　F. 疏肝泻热

96. 痢疾的基本病机是

A. 邪滞于肠，气血壅滞

B. 肠道传化失司

C. 脂膜血络受伤

D. 脾虚失运

E. 胃失和降

F. 脏腑气机阻滞

98. 《内经》称不寐为

A. 失眠　　　　B. 不得卧

C. 目不瞑　　　D. 不眠

E. 心下瞑　　　F. 睡眠障碍

99. "不寐之故，大约有五"指出的不寐病因包括

A. 气虚、阴虚　　B. 痰滞、水停

C. 痰热、肝火　　D. 寒凝、瘀血

E. 胃不和　　　　F. 湿热

（97～100 共用题干）

患者，男，62 岁。失眠 1 年余。现症见心烦不寐，头晕耳鸣健忘，腰膝酸软，手足心热，舌红少苔，脉细数。

97. 本病治法是

A. 养血活血　　B. 滋阴降火

C. 清心安神　　D. 益气养血

100. 与不寐有关的脏腑是

A. 心　　　　　B. 肾

C. 脾　　　　　D. 肝

E. 胃　　　　　F. 胆

全真模拟试卷（三）

一、单选题：每道试题由 1 个题干和 5 个备选答案组成，题干在前，选项在后。选项 A、B、C、D、E 中只有 1 个为正确答案，其余均为干扰选项。

1. 治疗痢疾表邪未解而里热已盛者，应首选的方剂是
   - A. 藿香正气散
   - B. 人参败毒散
   - C. 葛根芩连汤
   - D. 芍药汤
   - E. 白头翁汤

2. 患者，女，65 岁。急性下壁和后壁心肌梗死。当晚突然意识丧失，抽搐，心电图发现有窦性停搏和Ⅲ度房室传导阻滞。此时应首先考虑的治疗措施是
   - A. 应用扩血管药物
   - B. 应用异丙基肾上腺素
   - C. 应用阿托品
   - D. 抗凝治疗
   - E. 安装临时起搏器

3. 下列哪项不是痫证发作时的治标之法
   - A. 疏肝解郁
   - B. 平肝息风
   - C. 豁痰顺气
   - D. 安神定惊
   - E. 通络止痉

4. 治疗风入经络而见四肢抽搐，角弓反张，牙关紧闭的最佳选方是
   - A. 玉真散
   - B. 防风汤
   - C. 天麻钩藤饮
   - D. 祛风导痰汤
   - E. 川芎茶调散

5. 治疗营卫不和型自汗的代表方为
   - A. 玉屏风散
   - B. 麻黄汤
   - C. 麻黄附子细辛汤
   - D. 桂枝汤
   - E. 当归六黄汤

6. "春伤于风，邪气留连"而发生的病证是
   - A. 疟疾
   - B. 洞泄
   - C. 温病
   - D. 咳嗽
   - E. 濡泻

7. 厥证的基本病机为
   - A. 气虚下陷，清阳不升
   - B. 阴阳失调，气机逆乱
   - C. 痰随气升，上蒙清窍
   - D. 失血过多，气随血脱
   - E. 肝风内动，筋脉失养

8. 下列哪一句见于《金匮要略》
   - A. 起则熏肺，使人喘鸣
   - B. 膈上病痰，满喘咳吐，发则寒热，背痛腰痛，目泣自出，其人振振身瞤剧，必有伏饮
   - C. 寒入背腧，内合肺系，宿邪阻气阻痰
   - D. 哮病之因，痰饮留伏，结成窠臼，潜伏于内，偶有七情之犯，饮食之伤，或外有时令之风寒束其肌表，则哮喘之症作矣
   - E. 哮即痰喘之久而常发者，因内有壅塞之气，外有非时之感，膈有胶固之痰，三者相合，闭据气道，鼾吼有声

9. 可用于喘咳时久，肺肾虚衰，兼有痰热之证的方剂是
   - A. 三拗汤
   - B. 麻杏甘石汤
   - C. 泻白散
   - D. 人参蛤蚧散

E. 定喘汤

10. 外伤所致瘀血腰痛的治法是
   A. 清热利湿，舒筋活络
   B. 活血化瘀，通络止痛
   C. 温补肾阳，舒筋活络
   D. 滋阴补肾，散寒通络
   E. 散寒通络，温经除湿

11. 患者突然失血过多，突然昏厥，面色苍白，口唇无华，四肢震颤，自汗肢冷，目陷口张，呼吸微弱，舌淡，脉芤。此时最佳的治法与方剂是
   A. 一贯煎以柔肝滋阴
   B. 独参汤以益气固脱
   C. 归脾汤以补气养血
   D. 补中益气汤以升提中气
   E. 逍遥散以健脾柔肝

12. 患者，女，38 岁，与家人生气后突然呼吸急促，但喉中无痰鸣，胸闷胸痛，咽中如窒，舌苔薄白，脉弦。宜用下列哪种治法
   A. 宣肺散寒   B. 宣肺泄热
   C. 清泄痰热   D. 化痰降气
   E. 开郁降气

13. 水肿与鼓胀均可采用攻逐水邪法治疗高度水肿与腹水，攻逐水邪法最适合于以下哪一时期
   A. 肿势较甚，正气尚旺
   B. 肿势较甚，脾阳虚衰
   C. 肿势较甚，肾阳衰微
   D. 肿势不甚，正气虚衰
   E. 肿势较甚，气虚血瘀

14. 遗精症见阴茎痿软，阴囊潮湿，瘙痒腥臭，小便赤涩灼痛，胁胀腹满，肢体困重，泛恶口苦，舌红苔黄腻，脉滑数。用以治疗的方剂是
   A. 清热利湿之程氏萆薢分清饮

B. 疏肝理气之逍遥散
C. 平肝息风之天麻钩藤饮
D. 清热化痰之芩连温胆汤
E. 健脾除湿之归脾汤

15. 患者，43 岁。大约近 1 个月以来感觉胸部刺痛，固定不移，晚上疼痛加重，时或心悸不宁，舌质暗紫，脉象沉涩。辨证应当属于
   A. 阴寒凝滞证   B. 痰浊壅塞证
   C. 心血瘀阻证   D. 痰热中阻证
   E. 心肾阴虚证

16. 当人安静睡眠时，血液主要归于
   A. 心   B. 肝
   C. 脾   D. 肺
   E. 肾

17. 下列哪种肺炎的特异性体征是铁锈色痰
   A. 大叶性肺炎
   B. 小叶性肺炎
   C. 衣原体肺炎
   D. 病毒性肺炎
   E. 以上均不正确

18. 患者产后 4 天，突发寒战高热，腰痛，尿急、尿痛，舌红苔薄黄。检查：体温 39.5℃，肾区叩击痛，血白细胞 20×10^9/L，中性粒细胞 0.88，尿白细胞 32 个/高倍视野。应诊断为
   A. 急性膀胱炎湿热下注证
   B. 急性膀胱炎肝郁气滞证
   C. 急性肾盂肾炎肝胆湿热证
   D. 急性肾盂肾炎膀胱湿热证
   E. 急性肾小球肾炎膀胱湿热证

19. 根据下列哪一项所述可以区别癫证与郁证
   A. 有无胸胁胀满、疼痛症状
   B. 有无精神抑郁、情绪不宁

C. 有无神识逆乱、精神失常症状

D. 有无梅核气症状

E. 是中青年患者，还是老年患者

A. 胃反　　　　　B. 哕

C. 膈　　　　　　D. 呃

E. 痞

20. 对"凡十一脏，取决于胆也"理解错误的是

A. 胆对十一脏腑的功能具有决断作用

B. 胆主少阳春生之气，余脏从之

C. "十一"乃"土"字之误，"决"乃疏通之意

D. 胆强气勇，助正抗邪

E. 胆具有判断事物、作出决定的作用

二、多选题：每道试题由 1 个题干和 5 个备选答案组成，题干在前，选项在后。选项 A、B、C、D、E 中至少有 2 个正确答案。

26. 下列哪些不是治疗胆胀肝胆湿热证的代表方

A. 四逆散　　　　B. 柴胡疏肝散

C. 茵陈蒿汤　　　D. 清胆汤

E. 四七汤

21. 患者发病急骤，痢下鲜紫脓血，腹痛剧烈，里急后重较甚，壮热口渴，舌红绛苔黄燥，脉滑数。应辨证为

A. 湿热痢　　　　B. 疫毒痢

C. 休息痢　　　　D. 寒湿痢

E. 阴虚痢

27. 下列不属于治疗腹痛肝郁气滞证代表方的是

A. 柴胡疏肝散　　B. 枳实导滞丸

C. 藿香正气丸　　D. 丹栀逍遥散

E. 四逆散

22. 治疗尿路阻塞之癃闭，应首选

A. 桃红四物汤　　B. 失笑散

C. 丹参饮　　　　D. 代抵当丸

E. 血府逐瘀汤

28. 肺癌的症状有

A. 咳嗽　　　　　B. 咯血

C. 胸痛　　　　　D. 发热

E. 盗汗

23. 地龙可用于治疗

A. 胃寒呕吐　　　B. 心悸失眠

C. 肝郁胁痛　　　D. 痰鸣喘息

E. 肾虚尿频

29. 患者诉心烦难以入睡，心悸多梦，头晕耳鸣，腰膝酸软，潮热盗汗，舌尖红薄黄，脉细数。以下叙述正确的有

A. 诊断为不寐之心肾不交证

B. 治以滋阴降火，交通心肾

C. 方选六味地黄丸合交泰丸加减

D. 方选天王补心丹

E. 可选加黄芩、山栀

24. 患者 2 个月来关节肿大窜痛，屈伸不利，恶风怕冷，虽经治疗，症状无改善，又增关节局部灼热，口干便燥，脉滑稍数，舌苔薄黄。治疗主方宜选用

A. 白虎桂枝汤

B. 薏苡仁汤

C. 防风汤

D. 桂枝芍药知母汤

E. 犀角散

30. 黄疸的主要病因有

A. 脾胃虚弱

B. 情志不畅

C. 感受时邪疫毒

D. 饮食所伤

E. 肺卫不固

25.《黄帝内经》中称呃逆为

31. 治疗肥胖脾虚不运证的代表方有

A. 参苓白术散　　B. 防己黄芪汤
C. 二陈汤　　　　D. 四君子汤
E. 归脾汤

32. 治疗胆胀气滞血瘀证的代表方是
　　A. 血府逐瘀汤　　B. 四逆散
　　C. 失笑散　　　　D. 大柴胡汤
　　E. 小柴胡汤

33. 痉证气血亏虚证的代表方不包括
　　A. 圣愈汤　　　　B. 补中益气汤
　　C. 归脾汤　　　　D. 八珍汤
　　E. 六味地黄丸

34. 以下哪些为自汗之肺卫不固证的症状
　　A. 白昼时时汗出
　　B. 体倦乏力
　　C. 面白少华
　　D. 面赤烘热
　　E. 蒸蒸汗出

35. 肺痈恢复期主要的病理变化是
　　A. 脓毒已尽　　　B. 邪毒渐尽
　　C. 阴虚内热　　　D. 气阴耗伤
　　E. 阴损及阳

36. 内伤发热之痰湿郁热证的选方是
　　A. 丹栀逍遥散　　B. 黄连温胆汤
　　C. 导痰汤　　　　D. 中和汤
　　E. 归脾汤

37. 痞满的症状表现包括
　　A. 心下痞塞　　　B. 胸膈胀满
　　C. 触之无形　　　D. 按之柔软
　　E. 压之无痛

38. 湿热痢的主症有
　　A. 腹痛，里急后重
　　B. 壮热口渴
　　C. 下痢赤白，赤多白少
　　D. 苔腻微黄
　　E. 脉滑数

39. 可以用于噎膈痰气交阻证的方剂的是
　　A. 启膈散　　　　B. 四七汤
　　C. 温胆汤　　　　D. 通幽汤
　　E. 导痰汤

40. 阴黄的临床特征包括
　　A. 肌肤萎黄不泽
　　B. 黄色晦暗
　　C. 病势缓
　　D. 病程长
　　E. 常伴有寒象

41. 患者诉头重如蒙，视物旋转，胸闷作呕，呕吐痰涎，舌苔白腻，脉弦滑。以下叙述正确的是
　　A. 证属痰浊上蒙
　　B. 治以化痰祛湿，健脾和胃
　　C. 方选归脾汤
　　D. 方选半夏白术天麻汤
　　E. 方选苓桂术甘汤合泽泻汤

42. 遗精之君相火旺证宜选方为
　　A. 知柏地黄丸　　B. 黄连清心丸
　　C. 六味地黄丸　　D. 三才封髓丹
　　E. 妙香散

43. 哮与喘的主要鉴别点是
　　A. 哮必兼喘　　　B. 哮有凤根
　　C. 哮有声响　　　D. 频发频止
　　E. 呼吸困难

44. 心悸心阳不振证的主要症状是
　　A. 心悸不安，胸闷气短
　　B. 面色苍白
　　C. 形寒肢冷
　　D. 下肢水肿
　　E. 舌淡苔白

45. 治疗心悸水饮凌心证可选用的方剂有
　　A. 苓桂术甘汤
　　B. 真武汤
　　C. 参附汤

D. 桂枝甘草龙骨牡蛎汤

E. 金匮肾气丸

三、共用题干单选题：叙述一个以单一病人或家庭为中心的临床情景，提出2～6个相互独立的问题，问题可随病情的发展逐步增加部分新信息，每个问题只有1个正确答案，以考查临床综合能力。答题过程是不可逆的，即进入下一问后不能再返回修改所有前面的答案。

（46～48 共用题干）

患者，女，21 岁，双下肢软弱无力，逐渐加重 4 年余，神疲肢倦，肌肉萎缩，少气懒言，纳呆便溏，面色无华，舌淡苔薄白，脉细弱。

46. 本病当诊断为

A. 痹证　　　　B. 痿证

C. 偏枯　　　　D. 中风

E. 痫证

47. 治法为

A. 健脾和胃，舒筋活络

B. 补益脾气，祛邪通络

C. 补中益气，健脾升清

D. 健脾益气，利水渗湿

E. 补益气血，濡养筋脉

48. 首选方为

A. 参苓白术散合补中益气汤

B. 健脾丸

C. 归脾汤

D. 四君子汤

E. 八珍汤

（49～53 共用题干）

患者，女，57 岁，咳喘 12 年，近半年下肢浮肿，经常心悸，动则尤甚，近 2 天来心悸咳喘加重，咳痰清稀，面部下肢浮肿，尿少，夜间不能平卧，面唇青紫，苔白滑，舌胖质暗，脉沉细无力。

49. 本病例的诊断为

A. 哮病　　　　B. 喘证

C. 心悸　　　　D. 肺胀

E. 肺痿

50. 本病例的辨证为

A. 心血瘀阻证　　B. 心气不足证

C. 痰浊壅肺证　　D. 阳虚水泛证

E. 肺肾气虚证

51. 本病例的治法为

A. 补益心气

B. 温肾健脾，化饮利水

C. 补肺纳肾，降气平喘

D. 化痰利肺

E. 活血化瘀

52. 本病例的首选方剂为

A. 真武汤合五苓散

B. 苏子降气汤合三子养亲汤

C. 桑白皮汤合五苓散

D. 养心汤合五苓散

E. 柏子养心丸合血府逐瘀汤

53. 患者现症见心悸喘满，不能平卧，宜加下列哪组药物

A. 丹参、地龙、桃红、红花

B. 沉香、黑白丑、葶苈子、椒目

C. 泽兰、红花、丹参、益母草

D. 党参、黄芪、白术、茯苓

E. 鱼腥草、黄芩、地龙、桑白皮

（54～56 共用题干）

患者，男，61 岁。去年曾患"急性广泛前壁心肌梗死"，近日心悸不安，胸闷气短，四肢发凉，面色苍白，舌淡苔白，脉象沉弱。

54. 根据上述患者临床表现，下列治疗方法中，哪项最为符合

A. 温阳行水，健脾补肾

B. 补血养心，养心安神

C. 滋阴补肾，利水消肿

D. 温补心阳，安神定悸

E. 健脾益气，利水消肿

55. 假设患者迁延失治，而症见心悸目眩，形寒肢冷，脘痞纳呆，渴不欲饮，小便短少，舌淡苔滑，脉弦滑，治疗方剂宜选

A. 桃红四物汤加味

B. 桂枝甘草龙骨牡蛎汤加味

C. 炙甘草汤加减

D. 归脾汤加减

E. 苓桂术甘汤加减

56. 若未及时正治，进一步出现心悸喘咳，不能平卧，小便不利，下肢浮肿，畏寒肢冷，舌淡苔水滑，脉弦滑，此病机为

A. 心脾两虚，血不养心

B. 肾阳虚衰不能制水，水气凌心

C. 脾气虚弱，健运失司

D. 肺气不足，通调水道失司

E. 心阳不足，心失温养

(57~61 共用题干)

患者，男，57 岁。患痹证 5 年余，经久不愈，肢体关节疼痛，屈伸不利，关节肿大、僵硬、变形，甚则肌肉萎缩，筋脉拘急，肘膝不得伸，舌质暗红，脉细涩。

57. 该病应辨为

A. 痛痹　　　　B. 行痹

C. 着痹　　　　D. 热痹

E. 尪痹

58. 该病的治法为

A. 滋阴补肾，活血止痛

B. 滋补肝阴，舒筋止痛

C. 益气补肾，舒筋活络

D. 补肾祛寒，活血通络

E. 补血养肝，祛风止痛

59. 治疗该病的首选方剂是

A. 壮骨关节丸

B. 大活络丹

C. 补肾祛寒治尪汤

D. 左归丸

E. 一贯煎

60. 瘀血明显者，可加用

A. 人参、黄芪

B. 血竭、皂角刺、乳香、没药

C. 阿胶、鹿角胶

D. 巴戟天、淫羊藿

E. 山药、山萸肉

61. 若骨节变形严重，可加用

A. 透骨草、寻骨风、自然铜、骨碎补、补骨脂

B. 附子、干姜、肉桂

C. 山药、山萸肉

D. 巴戟天、淫羊藿

E. 鹿角胶、龟甲

(62~66 共用题干)

患者，男，37 岁。阵发性头晕 2 年，每遇劳累睡眠不佳时则头晕发作。素日脾胃不好，面色㿠白，纳少乏力，头重昏蒙无旋转，苔白腻，脉濡滑。

62. 其诊断为

A. 气血亏虚证　　B. 瘀血阻窍证

C. 肾精不足证　　D. 痰湿中阻证

E. 肝阳上亢证

63. 其治法是

A. 补益气血

B. 活血通窍

C. 补肾填精

D. 化痰祛湿，健脾和胃

E. 平肝潜阳

64. 其选方是

A. 归脾汤

B. 通窍活血汤

C. 左归丸

D. 半夏白术天麻汤

E. 天麻钩藤饮

65. 若兼见耳鸣重听者，可加
    A. 磁石、代赭石
    B. 柴胡、黄芩
    C. 桃仁、红花
    D. 郁金、石菖蒲
    E. 地龙、全蝎

66. 若兼见脘闷纳呆者，可加
    A. 厚朴、竹茹
    B. 麦芽、神曲
    C. 莪术、草果
    D. 砂仁、白豆蔻
    E. 苏梗、苍术

四、案例分析题：每道案例分析题 3～12 问。每问的备选答案至少 6 个，最多 12 个，正确答案的个数不定。考生每选对一个正确答案给 1 个得分点，选错一个扣 1 个得分点，直至扣至本问得分为 0，即不含得负分。案例分析题的答题过程是不可逆的，即进入下一问后不能再返回修改所有前面的答案。

（67～74 共用题干）

患者，男，65 岁。平素气短乏力，易疲劳，纳差。3 天来出现时欲小便而不得出，小腹坠胀不适，舌淡、边有齿印，脉细弱。

67. 该患者应该考虑为
    A. 癃闭之肝郁气滞证
    B. 癃闭之浊瘀阻塞证
    C. 癃闭之脾气不升证
    D. 癃闭之肾阳衰惫证
    E. 癃闭之膀胱湿热证
    F. 癃闭之肺热壅盛证

68. 治疗方法有
    A. 清热利湿
    B. 升清降浊
    C. 化气行水
    D. 清肺热，利水道
    E. 健脾益气
    F. 化瘀散结
    G. 温补肾阳

69. 治疗该患者首选方剂为
    A. 八正散
    B. 济生肾气丸
    C. 沉香散
    D. 实脾饮
    E. 代抵当丸
    F. 补中益气汤合春泽汤
    G. 清肺饮

70. 癃闭的发生，与何者气化失常相关
    A. 肺　　　　　B. 脾
    C. 肾　　　　　D. 肝与肺
    E. 膀胱　　　　F. 三焦

71. 癃闭的病位，主要在
    A. 脾　　　　　B. 三焦
    C. 肺　　　　　D. 肾
    E. 膀胱　　　　F. 肝
    G. 小肠

72. 以下疾病中，与肺、脾、肾三脏功能失调有关的是
    A. 痰饮　　　　B. 癃闭
    C. 水肿　　　　D. 肺胀
    E. 便秘　　　　F. 郁证

73. 癃闭与淋证症状的鉴别要点是
    A. 排尿是否困难
    B. 病程的长短
    C. 排尿次数多少
    D. 是否兼有大便稀烂
    E. 每日尿量是否减少

F. 排尿是否涩痛

G. 尿中是否带血

74. 以下是癃闭病因病机的是

   A. 膀胱湿热   B. 肺热气壅

   C. 心火亢盛   D. 大肠湿热

   E. 脾气不升   F. 肝郁气滞

（75~79 共用题干）

患者，男，55 岁。病史：7 天前因饮食生冷而发呃逆，呃声沉缓而有力，因呃逆夜不能入睡，伴胸膈及胃脘不舒，喜进热食，口淡不渴，大便稀。舌质淡红，苔白，脉缓。

75. 本病发生常见的病因有

   A. 饮食不节   B. 情志不遂

   C. 脾胃虚弱   D. 外邪入侵

   E. 正气亏虚   F. 劳倦内伤

76. 张仲景把呃逆分为 3 种，分别是

   A. 虚证   B. 实证

   C. 寒证   D. 虚热证

   E. 湿证   F. 热证

77. 本患者不应选的方剂是

   A. 柿蒂散   B. 胃苓汤

   C. 丁香散   D. 沉香散

   E. 补中益气散   F. 竹叶石膏汤

78. 关于呕吐与呃逆的叙述，正确的是

   A. 病变部位都是胃

   B. 呕吐古名为"哕"

   C. 呕以有声无物为特征

   D. 病机均有"胃气上逆"

   E. 均可见喉间呃呃连声，不能自制

   F. 呃逆以和胃降逆为基本治法

79. 呃逆的调护应注意

   A. 保持精神舒畅

   B. 避免饥饱失常

   C. 注意避免外邪侵袭

   D. 饮食宜清淡

E. 发作时应进食冰冷食物

F. 进食不可吞咽过猛

（80~84 共用题干）

患者，男，38 岁。近 1 个月来夜寐不安，入睡后汗出，醒后汗止。白天心中悸动不安，神疲气短，面色不华，舌质淡，脉细。

80. 该患者诊断为

   A. 不寐   B. 汗证

   C. 盗汗   D. 心悸

   E. 虚劳   F. 心衰

81. 汗证的主要治法是

   A. 调和营卫   B. 清热化湿

   C. 益气固表   D. 滋阴降火

   E. 清热泻火   F. 解郁泻热

82. 自汗、盗汗的病因有

   A. 病后体虚   B. 禀赋不足

   C. 情志不调   D. 劳欲过度

   E. 嗜食辛辣   F. 外邪侵袭

83. 汗证的病机包括下列哪几项内容

   A. 阴阳失调

   B. 腠理不固

   C. 肌腠固密

   D. 营卫失和

   E. 汗液外泄失常

   F. 气机逆乱

84. 脱汗的临床特点是

   A. 大汗淋漓   B. 汗出如珠

   C. 脉微欲绝   D. 声低息微

   E. 四肢厥冷   F. 汗出色黄如柏汁

（85~88 共用题干）

患者，男，25 岁。主诉：干咳 1 个月，伴咳痰带血 2 天。皮肤干灼，轻微盗汗，舌边尖红苔薄，脉细数。

85. 可能的诊断是

   A. 肺痈   B. 咳嗽

C. 肺胀　　　　D. 肺痨

E. 喘证　　　　F. 肺痿

86. 患者1年前曾接触结核病人，1个月前出现咳嗽，干咳少痰，时作时止。2天前发现痰中带有少量血点。实验室检查：血沉42mm/h，痰涂片检验示结核菌阳性。肺部X线片提示粟粒性肺结核。症见：干咳，咳声短促，咳少量黏痰，带有血点，血色鲜红，胸部隐隐闷痛，午后手足心热。治法应为

A. 滋阴润肺　　B. 清肺化痰

C. 杀虫止咳　　D. 滋阴补肾

E. 补虚培元　　F. 补益肺肾

87. 肺痨的演变发展过程包括

A. 阴损及阳　　B. 痨虫蚀肺

C. 耗损肺阴　　D. 阴虚火旺

E. 气阴两虚　　F. 痰阻气道

88. 肺痨病变常会影响到其他脏腑，其中关系密切的是

A. 脾　　　　　B. 肾

C. 心　　　　　D. 肝

E. 胆　　　　　F. 胃

(89~96 共用题干)

患者，男，25岁。3天前淋雨后出现头痛、恶寒、鼻塞、咳嗽、少许白痰，自行服用维C银翘片后，头痛、恶寒和鼻塞症状减轻。今日晨起咳嗽明显加重，咳吐黄稠痰，痰中少许腥味，胸闷，咳时引痛，体温38.5℃，口干，大便2日未解。舌质红，舌苔黄腻，脉滑数。

89. 应考虑为

A. 咳嗽风热犯肺证

B. 咳嗽风燥伤肺证

C. 咳嗽风寒袭肺证

D. 咳嗽痰热郁肺证

E. 咳嗽热毒蕴肺证

F. 咳嗽肺阴亏虚证

90. 在辨为咳嗽痰热郁肺证时，应抓的主症有

A. 咳嗽　　　　B. 黄稠痰

C. 发热　　　　D. 舌苔黄腻

E. 口干　　　　F. 胸闷气短

G. 脉滑数

91. 此时该患者的治法应为

A. 疏风清热，宣肺止咳

B. 清肺养阴，佐以通腑

C. 清肺解毒，化痰消痈

D. 清肺泻肝，化痰止咳

E. 清热化痰，肃肺止咳

F. 健脾燥湿，理气化痰

92. 目前该患者可采用的方剂有

A. 二陈汤、三子养亲汤

B. 桑菊饮、二陈汤

C. 清金化痰汤

D. 千金苇茎汤

E. 黛蛤散合黄芩泻白散

F. 温肺汤

93. 若咳痰如脓或腥臭，宜加用的药物是

A. 鱼腥草　　　B. 金荞麦根

C. 薏苡仁　　　D. 桔梗

E. 鲜竹沥　　　F. 冬瓜子

G. 知母

94. 芦根有类似苇茎的功用，临床成人常用剂量为

A. 10~12 克　　B. 40~60 克

C. 30~40 克　　D. 15~30 克

E. 60 克以上　　F. 3~15 克

95. 3天后，患者咳嗽加重，咳吐大量脓血痰，胸痛明显，气喘，面赤，发热，最高温度39℃，舌质绛红，脉滑数。应辨证为

A. 肺痈成痈期

B. 咳嗽痰热伤津证

C. 咳嗽痰热郁蒸证

D. 肺痈溃脓期

E. 邪热伤肺证

F. 肺络受伤，溃处未敛

96. 此时应选用的方剂有

A. 桔梗杏仁煎

B. 千金苇茎汤合如金解毒散

C. 加味桔梗汤

D. 泻白散

E. 麻杏石膏汤

F. 沙参清肺汤

（97～100 共用题干）

患者，男，41 岁。立冬时节突然昏仆，牙关紧闭。

97. 应考虑以下哪些疾病

A. 厥证　　　　　B. 痫证

C. 癫证　　　　　D. 狂证

E. 眩冒　　　　　F. 痴呆

98. 患者四肢厥冷，面赤唇紫，或鼻衄，舌质暗红，脉弦有力。以下辨证错误的是

A. 气厥虚证　　　B. 气厥实证

C. 血厥实证　　　D. 血厥虚证

E. 痰厥实证　　　F. 食厥

99. 中医内科的"厥证"完整的意义为

A. 突然发生的

B. 逐渐出现的

C. 一时性的

D. 持续持久的

E. 昏倒不知人事，伴四肢逆冷

F. 感受暑热之邪而发病

100. 可引起患者发病的常见病因有

A. 情志内伤　　　B. 体虚劳倦

C. 感受外邪　　　D. 亡血失津

E. 饮食不节　　　F. 禀赋异常

全真模拟试卷（四）

一、单选题：每道试题由 1 个题干和 5 个备选答案组成，题干在前，选项在后。选项 A、B、C、D、E 中只有 1 个为正确答案，其余均为干扰选项。

1. 慢性肺心病心力衰竭在哪种情况下使用强心剂
   A. 心率 >120 次/分
   B. 两肺底湿啰音
   C. 气急发绀明显
   D. 肺动脉高压
   E. 感染已控制，利尿剂无效

2. 患者，女性，30 岁。突起高热，胸痛，咳铁锈色痰。X 线胸片示左下肺炎。青霉素肌注每次 160 万 U，每天 3 次，5 天后仍高热，且左胸饱满，呼吸音消失。下列检查中，最重要的是
   A. 血培养
   B. 纤维支气管镜检查
   C. X 线胸片及胸部 B 超
   D. 多次痰培养
   E. 肺功能测定

3. 患者，男性，60 岁。全身水肿伴有腹腔积液。尿蛋白定量 4.5g/d，血浆白蛋白 25g/L，血脂增高。诊断为肾病综合征的主要依据是
   A. 尿蛋白定量 4.5g/d，血浆白蛋白 25g/L
   B. 血浆白蛋白 25g/L
   C. 高度水肿
   D. 高脂血症
   E. 蛋白尿 + 水肿 + 高脂血症

4. 患者，男性，65 岁。血压 140/95mmHg，糖尿病病史 6 年，无吸烟史，血脂正常，无家族史，该患者高血压分级及危险分层为
   A. 1 级，低危
   B. 1 级，中危
   C. 1 级，高危
   D. 1 级，极高危
   E. 2 级，中危

5. 患者，女，38 岁。下痢赤白黏冻 3 月余，白多赤少，伴腹痛，里急后重，脘腹饱胀，头身困重，舌淡苔白腻，脉濡缓。粪便镜检：白细胞 30～40 个/高倍视野。其辨证应为
   A. 湿热痢
   B. 寒湿痢
   C. 阴虚痢
   D. 虚寒痢
   E. 休息痢

6. 患者症见身热不扬，汗出热不解，胸腹胀满，纳呆呕恶，或目身发黄，苔黄而厚腻，脉滑数。方药宜选
   A. 蒿芩清胆汤
   B. 大柴胡汤
   C. 龙胆泻肝汤
   D. 王氏连朴饮
   E. 茵陈蒿汤

7. 患者，女，48 岁。记忆力下降，喜食炭灰，歌笑不止，躁动不安，言语颠乱，舌质红，苔黄腻，脉弦细。方药宜选
   A. 洗心汤
   B. 七福饮
   C. 通窍活血汤
   D. 转呆丹
   E. 六神丸

8. 以下哪一项属于"子病犯母"
   A. 肝病及心
   B. 心病及脾
   C. 肺病及肾
   D. 肾病及脾
   E. 脾病及心

9. 患者，男，68 岁。患脑梗塞多年，近 1

年来病情加重，卧床不起，呼吸低弱而声低，气少不足以息，言语无力，舌淡红，苔薄白，脉濡弱，为

A. 少气   B. 夺气

C. 气粗   D. 短气

E. 气促

10. 患者，男，48 岁。心痛彻背，背痛彻心，痛剧无休止，身寒肢冷，喘息不得卧，脉象沉紧，治疗应选用的方剂是

    A. 血府逐瘀汤

    B. 瓜蒌薤白白酒汤

    C. 乌头赤石脂丸合苏合香丸

    D. 生脉散合人参养营汤

    E. 参附汤合右归饮

11. 下列哪一项为中风中脏腑的主要治法

    A. 息风化痰通络

    B. 平肝潜阳

    C. 化痰通腑泄热

    D. 益气活血通络

    E. 醒神开窍

12. 患者多梦易醒，醒后不易再睡，心悸，健忘，神疲，面色少华，舌淡苔白，脉细弱。治法为

    A. 补气活血，镇惊安神

    B. 滋阴降火，养心安神

    C. 益气镇惊，安神定志

    D. 补益心脾，养血安神

    E. 疏肝泻热，镇心安神

13. 狂证火盛伤阴证，若苔黄腻宜加

    A. 朱砂安神丸

    B. 陈皮、半夏

    C. 瓜蒌、贝母

    D. 黄连、黄芩

    E. 胆南星、天竺黄

14. 提出若头痛不愈可加引经药的医家是

A. 李东垣   B. 朱丹溪

C. 张仲景   D. 王肯堂

E. 王清任

15. 患者胃脘灼热作痛，泛酸嘈杂，心烦易怒，口干口苦，舌红苔黄，脉弦数，选下列哪个方剂为最佳

A. 保和丸   B. 养胃汤

C. 化肝煎   D. 黄芪建中汤

E. 柴胡疏肝散

16. 下列何项不是惊悸与怔忡的鉴别要点

    A. 致病多由外因或内因引起

    B. 诱因常与惊恐、恼怒或劳累有关

    C. 全身情况较好或较差

    D. 病性属实或属虚

    E. 病位在肝或在心

17. 胃痛的治疗原则是

    A. 疏肝和胃止痛

    B. 调和脾胃止痛

    C. 理气和胃止痛

    D. 理气活血止痛

    E. 益气健脾止痛

18. 寒性腹痛的疼痛特点是

    A. 腹部胀痛，攻窜不定

    B. 腹痛绵绵，时作时止

    C. 腹部胀满，疼痛拒按

    D. 腹痛急暴，得温痛减

    E. 饥则痛甚，得食稍减

19. 患者，女，37 岁，心烦不寐，入睡困难，心悸多梦，头晕耳鸣，腰膝酸软，潮热盗汗，月经不调，舌红少苔，脉细数。其治疗宜选用的方剂是

    A. 酸枣仁汤

    B. 琥珀多寐丸

    C. 六味地黄丸合交泰丸

    D. 朱砂安神丸

    E. 养心汤

20. 2 人进行心肺复苏，一人做人工呼吸，另一人做心脏按压，其比例是
    A. 4 次心脏按压，1 次人工呼吸
    B. 5 次心脏按压，1 次人工呼吸
    C. 8 次心脏按压，1 次人工呼吸
    D. 10 次心脏按压，1 次人工呼吸
    E. 15 次心脏按压，1 次人工呼吸

21. 痫证，发作时口吐涎沫，气粗痰鸣，呆木无知，发作后或有情志错乱，幻听，错觉，病性属
    A. 风   B. 痰
    C. 热   D. 瘀
    E. 燥

22. 患者，女，50 岁。既往有风湿性关节炎病史，现感心悸不安，胸闷不舒，心痛时作，痛如针刺，痛处固定不移，爪甲青紫，舌质紫暗，脉涩。其治疗首选方剂是桂枝甘草龙骨牡蛎汤合用
    A. 朱砂安神丸   B. 桃红四物汤
    C. 通窍活血汤   D. 桃仁红花煎
    E. 酸枣仁汤

23. 患者，男，51 岁。有心脏病史 8 年，此次因劳累受凉后发作。症见喘促日久，呼多吸少，动则更甚，形寒神疲，渐至喘促持续不解，抬肩撷肚，面赤躁扰，汗出如珠，脉浮大无根。查体：双肺可闻及干、湿啰音，心率 130 次/分，心尖区可闻及舒张期奔马律，中医诊为"心衰"。除西药治疗外，治疗应首选
    A. 通脉四逆汤合参附龙牡汤
    B. 真武汤合五苓散
    C. 参附汤合五苓散
    D. 圣愈汤合小陷胸汤
    E. 参附汤合葶苈大枣泻肺汤

24. 患者，男，41 岁。3 天前受凉后出现咳喘息粗，胸胀而痛，鼻翼翕动，咳

吐黄稠痰，恶寒无汗，身痛，口干，舌红苔黄，脉浮数。诊断为
    A. 咳嗽风热犯肺证
    B. 喘证表寒里热证
    C. 喘证痰热郁肺证
    D. 喘证痰浊阻肺证
    E. 热哮发作期

25. 患者，男，56 岁。既往有"Ⅱ度房室传导阻滞"的病史。今晨于跑步时突然昏愦不语，面色苍白，鼻鼾息微，目合口开，大汗淋漓，四肢厥冷，二便自遗。唇淡舌润，脉微欲绝。查体：血压 80/40mmHg，神志不清，心率 42 次/分。此属于昏迷的何种证型
    A. 亡阴证   B. 亡阳证
    C. 阴竭阳亡证   D. 阴虚阳亢证
    E. 气阴耗伤证

二、多选题：每道试题由 1 个题干和 5 个备选答案组成，题干在前，选项在后。选项 A、B、C、D、E 中至少有 2 个正确答案。

26. 藿香正气散是临床常用方剂，最适合应用本方的病证是
    A. 感冒外有风寒湿邪，内有寒湿困脾证
    B. 黄疸之热重于湿证
    C. 痢疾之寒湿痢
    D. 泄泻之寒湿内盛证
    E. 呕吐之外邪犯胃证

27. 内伤发热辨证应注意区别
    A. 病情轻重   B. 发病部位
    C. 起病缓急   D. 证候虚实
    E. 在气在血

28. 下列哪项是肺炎球菌性肺炎的并发症
    A. 胸膜炎   B. 心包炎
    C. 感染性休克   D. 脑膜炎

E. 肺脓肿

29. 患者胸闷隐痛，时作时止，心悸心烦，神疲，气短，头晕，手足心热，舌质嫩红有齿痕，苔少，脉细弱无力。治疗应选下列何方
   A. 生脉散
   B. 天王补心丹
   C. 血府逐瘀汤
   D. 人参养营汤
   E. 瓜蒌薤白半夏汤

30. 各型心悸病人均应遵循的饮食习惯是
   A. 宜进食易消化吸收，营养丰富食物
   B. 忌过饱、过饥、戒烟、酒、浓茶
   C. 宜低脂、低盐饮食
   D. 忌辛辣炙煿
   E. 戒盐

31. 厥证与昏迷均有意识丧失，但昏迷
   A. 突然发生
   B. 发生缓慢
   C. 持续时间长
   D. 持续时间短暂
   E. 醒后原发病仍存在

32. 黄疸浊邪瘀阻脉络，见胁下癥积胀痛，固定不移，舌暗红，脉弦细。治法为
   A. 清热利湿
   B. 行气止痛
   C. 疏肝解郁
   D. 活血化瘀
   E. 祛瘀软坚

33. 患者，72岁，久泻未愈，每日黎明前登厕，泻下清稀，形寒肢冷，腰膝酸软，苔白脉沉细。治法为
   A. 温肾
   B. 健脾
   C. 理气
   D. 固涩
   E. 止泻

34. 呃逆的调护应注意
   A. 保持精神舒畅
   B. 避免饥饱失常

C. 注意避免外邪侵袭
   D. 饮食宜清淡
   E. 发作时应进食冰冷食物

35. 咳嗽吐痰质黏者，可见于下列哪项
   A. 风热犯肺证
   B. 风燥伤肺证
   C. 痰湿蕴肺证
   D. 痰热郁肺证
   E. 肝火犯肺证

36. 下列有哪些是肺痈成痈期的症状
   A. 胸部疼痛
   B. 身热转甚
   C. 咳嗽气急
   D. 咳吐脓血腥臭
   E. 舌苔黄腻，脉滑数

37. 妇女产后大出血，经治血止，刻下头目昏眩，面色无华，四肢抽搐，项背强急，神疲乏力，舌淡红，脉弦细，治疗选用的方剂是
   A. 当归补血汤
   B. 四物汤
   C. 羚羊钩藤汤
   D. 大定风珠
   E. 八珍汤

38. 紫斑呈点状者与出疹疹点的鉴别要点是
   A. 疹点颜色深浅
   B. 压之褪色否
   C. 触之碍手否
   D. 是否发热
   E. 舌质红或淡

39. 关于血证的辨治，以下哪些正确
   A. 治宜止血，祛瘀，宁血，补虚
   B. 宜辨证候之虚实
   C. 宜辨外感六淫之不同
   D. 宜辨病证的不同
   E. 宜辨不同脏腑

40. 水肿反复消长不已，面浮身肿，腰以下肿甚，按之凹陷不起，尿量减少，或反多，腰酸冷痛，四肢厥冷，怯寒

神疲，面色㿠白，甚者心悸胸闷，喘
促难卧，腹大胀满，舌质淡胖，苔白，
脉沉迟无力，宜选用

A. 济生肾气丸　　　B. 五苓散

C. 真武汤　　　　　D. 实脾饮

E. 五皮饮

41. 大便艰涩，腹痛拘急，胀满拒按，胁
下偏痛，手足不温，呃逆呕吐，苔白
腻，脉弦紧，宜服用的方药是

A. 黄芪汤　　　　　B. 温脾汤

C. 麻仁丸　　　　　D. 半硫丸

E. 六磨汤

42. 下列提示中风急性期病情加重的现
象是

A. 出现顽固性呃逆

B. 出现呕血

C. 偏瘫肢体由松懈瘫软变为拘挛

D. 偏瘫肢体由拘挛变为松懈瘫软

E. 出现躁扰不宁

43. 大肠癌的主要临床表现有

A. 粪便性状改变

B. 腹痛

C. 肛门坠痛

D. 里急后重

E. 腹内结块

44. 疟疾的特征是

A. 寒战　　　　　　B. 壮热

C. 头痛　　　　　　D. 汗出

E. 休作有时

45. 患者，男，80 岁。患"五更泻"2 年
未愈，近 2 个月泻下不禁，完谷不化，
形寒肢冷，腰酸膝软，舌淡胖，苔白，
脉沉细。治疗宜选用的方剂是

A. 附子理中丸

B. 四神丸

C. 桃花汤

D. 补中益气汤

E. 真人养脏汤

三、共用题干单选题：叙述一个以单一病
人或家庭为中心的临床情景，提出2～
6 个相互独立的问题，问题可随病情
的发展逐步增加部分新信息，每个问
题只有 1 个正确答案，以考查临床综
合能力。答题过程是不可逆的，即进
入下一问后不能再返回修改所有前面
的答案。

(46～49 共用题干)

患者，女性，40 岁，咳吐脓血痰，已
2 月余，现痰液已渐清稀，腥臭味已减，
低热，胸胁隐痛，午后潮热，形体消瘦，
口燥咽干，舌质红，苔薄，脉细小数。

46. 本病例的病机为

A. 虚热内扰，损伤肺络

B. 邪毒尚盛，正气已虚

C. 邪毒渐去，气阴耗伤

D. 益气养阴清肺

E. 邪毒复燃

47. 本病例治法为

A. 清热解毒泻火

B. 清润补肺，化痰

C. 清热解毒，补益正气

D. 益气养阴清肺

E. 清虚热，止咳

48. 本病例选方为

A. 加味桔梗汤　　　B. 桑杏汤

C. 沙参清肺汤　　　D. 千金苇茎汤

E. 麻杏甘石汤

49. 本病例选上方后加哪组药物效果更好

A. 黄芩、黄连、银花、连翘

B. 桑白皮、瓜蒌、大黄、葶苈子

C. 郁金、赤芍、丹皮、乳香

D. 败酱草、鱼腥草、石膏、知母

E. 功劳叶、青蒿、地骨皮、白薇

（50～53 共用题干）

患者，男，25 岁，因贪凉露宿，醒后大便清稀如水，脘闷食少，腹痛肠鸣，伴恶寒发热，头痛，肢体酸楚，苔薄白而腻，脉濡缓。

50. 其应辨为何证
    A. 寒邪内阻证　　B. 寒邪客胃证
    C. 脾胃虚弱证　　D. 寒湿内盛证
    E. 食滞内停证

51. 其治法为
    A. 温胃散寒，行气止痛
    B. 散寒温里，理气止痛
    C. 散寒化湿，疏邪解表
    D. 健脾益气，化湿止泻
    E. 温中燥湿，调气和血

52. 若恶寒较重，无汗，宜加
    A. 银花、连翘
    B. 薄荷、葛根
    C. 细辛、桂枝
    D. 荆芥、防风
    E. 麻黄、桂枝

53. 若无表证而腹满肠鸣，泄泻重，小便不利，则应
    A. 加平胃散
    B. 加二陈汤
    C. 加滑石、车前子
    D. 改用胃苓汤
    E. 改用葛根芩连汤

（54～57 共用题干）

患者，男，16 岁，全身浮肿时轻时重已 2 年，2 年前诊断为肾病综合征，先后用激素、雷公藤皂苷、消炎活血等药治疗，病情仍反复不愈。现症见全身浮肿，按之没指，皮肤光亮，下肢明显，小便量少，身体困重，胸闷纳呆，苔白腻，脉沉缓。

54. 其诊断为
    A. 风水相搏证　　B. 水湿浸渍证
    C. 湿毒浸淫证　　D. 湿热壅盛证
    E. 脾阳衰微证

55. 其治法是
    A. 疏风清热，利水消肿
    B. 运脾化湿，通阳利水
    C. 宣肺解毒，利湿消肿
    D. 分利湿热
    E. 健脾温阳利水

56. 其选方为
    A. 越婢加术汤
    B. 五皮饮合胃苓汤
    C. 麻黄连翘赤小豆汤
    D. 疏凿饮子
    E. 实脾饮

57. 若因外感风邪而诱发，肿甚而喘者，可加
    A. 白芥子、杏仁
    B. 麻黄、杏仁
    C. 桑白皮、连翘
    D. 炒苏子、黄芩
    E. 百部、地龙

（58～62 共用题干）

患者，男，61 岁。患消渴病，症见多食易饥，口渴，尿多，形体消瘦，大便干燥，苔黄，脉滑实有力。

58. 其诊断为
    A. 肺热伤津证　　B. 胃热炽盛证
    C. 气阴亏虚证　　D. 肾阴亏虚证
    E. 阴阳两虚证

59. 治法是
    A. 益气健脾，生津止渴
    B. 滋阴固肾
    C. 清热润肺，生津止渴
    D. 清胃泻火，养阴增液

E. 滋阴温阳，补肾固涩

60. 宜选用

A. 生脉散　　　　B. 七味白术散

C. 玉女煎　　　　D. 增液汤

E. 六味地黄丸

61. 若病人热甚者，可加用

A. 地骨皮、知母

B. 天花粉、知母

C. 地骨皮、青蒿

D. 黄连、栀子

E. 玄参、生地

62. 若大便秘结不行，可用

A. 大柴胡汤　　　　B. 增液承气汤

C. 六味地黄丸　　　D. 麻子仁丸

E. 普济消毒饮

(63~65 共用题干)

患者，女，29 岁。头部外伤后出现头痛，经久不愈，痛处固定不移，痛如锥刺，舌质紫，苔薄白，脉细涩。

63. 根据患者上述临床表现，考虑此患者的头痛为

A. 肝阳头痛　　　　B. 痰浊头痛

C. 瘀血头痛　　　　D. 肾虚头痛

E. 血虚头痛

64. 根据患者上述诊断特点，下列哪项为本病主要治法

A. 活血化瘀　　　　B. 化痰降逆

C. 养阴补肾　　　　D. 平肝潜阳

E. 滋阴养血

65. 根据上述临床辨证特点及主要治疗方法，宜选用的方药是

A. 天麻钩藤饮

B. 通窍活血汤

C. 半夏白术天麻汤

D. 大补元煎

E. 加味四物汤

四、案例分析题：每道案例分析题 3~12 问。每问的备选答案至少 6 个，最多 12 个，正确答案的个数不定。考生每选对一个正确答案给 1 个得分点，选错一个扣 1 个得分点，直至扣至本问得分为 0，即不含得负分。案例分析题的答题过程是不可逆的，即进入下一问后不能再返回修改所有前面的答案。

(66~73 共用题干)

患者，男，52 岁，工人，因"呼吸急促，喉中哮鸣有声 1 周"来诊。患者哮喘病史已 11 年，每因天冷或受寒易发，至夏季则缓解。1 周前因受寒致哮喘再作，现症见：呼吸急促，喉中哮鸣有声，胸膈满闷如塞，咳不甚，痰少咯吐不爽，面色晦暗带青，口不渴，或渴喜热饮，形寒怕冷，舌苔白滑，脉弦紧或浮紧。

66. 该患者应该考虑为何病证

A. 哮病，发作期，冷哮证

B. 喘证，实喘，痰浊阻肺证

C. 喘证，实喘，痰热遏肺证

D. 喘证，实喘，水凌心肺证

E. 哮病，发作期，热哮证

F. 喘证，虚喘，喘脱证

G. 喘证，实喘，肝气乘肺证

67. 该病人此时的治法应为

A. 温肺散寒　　　　B. 清热宣肺

C. 化痰平喘　　　　D. 补肺固卫

E. 健脾化痰　　　　F. 补肺纳肾

68. 哮病发作期的病因关键是

A. 宿痰内伏于肺

B. 外邪侵袭，触动伏痰

C. 痰气相击，气道被阻

D. 邪客于肺，气道不利

E. 脏腑虚弱，气失所主

F. 肺气上逆，宣降失职

69. 主方可选哪几个方药加减
A. 射干麻黄汤　　B. 三子养亲汤
C. 苏子降气汤　　D. 小青龙汤
E. 厚朴麻黄汤　　F. 定喘汤

70. 若以射干麻黄汤治疗该患者，该方剂组成有哪些药物
A. 射干、细辛　　B. 生姜、紫菀
C. 半夏、麻黄　　D. 桔梗、胆南星
E. 大枣　　　　　F. 白果、杏仁
G. 款冬花、五味子

71. 关于哮病的治疗，下列古代医家中谁提出"未发以扶正为主，既发以攻为急"的原则
A. 张仲景　　　　B. 张景岳
C. 李东垣　　　　D. 朱丹溪
E. 张子和　　　　F. 葛可久
G. 孙思邈

72. 提示：患者服药3剂后，哮喘持续难平，痰稠胶黏难出。此时治疗宜加用下列哪些药物
A. 黄芩　　　　　B. 浙贝母
C. 皂荚　　　　　D. 桑白皮
E. 白芥子　　　　F. 石膏

73. 提示：经积极治疗，患者呼吸困难、哮鸣症状明显改善，但出现自汗、怕风，气短声低，易感冒。舌淡，苔薄白，脉细弱。此时，最宜选用哪个方药加减治疗
A. 六君子汤　　　B. 金匮肾气丸
C. 七味都气丸　　D. 参蛤散
E. 补中益气丸　　F. 玉屏风散

(74～76 共用题干)
中药炮制的方法一般分为修治、水制、火制、水火共制以及其他制法五类。

74. 属于火制法的有

A. 炙　　　　　　B. 炒
C. 淬　　　　　　D. 煅
E. 燀　　　　　　F. 炖

75. 为了增强药物的活血作用，宜采用的炮制方法是
A. 蜜炙　　　　　B. 酒炙
C. 醋炙　　　　　D. 姜炙
E. 盐炙　　　　　F. 油炙

76. 为了增强药物的补肾作用，宜采用的炮制方法是
A. 蜜炙　　　　　B. 酒炙
C. 醋炙　　　　　D. 姜炙
E. 盐炙　　　　　F. 油炙

(77～79 共用题干)
患者，女，59岁。反复低热5个月余，伴四肢大小关节肿痛。血白细胞8.7×10^9/L，血红蛋白89g/L，ANA（－），RF（＋），拟诊为类风湿关节炎。

77. 提示疾病处于活动期最有价值的表现是
A. 关节肿痛
B. 晨僵
C. 贫血
D. 类风湿结节
E. 抗角蛋白抗体阳性
F. 抗核抗体阳性

78. 诊断该疾病常用的自身抗体包括
A. 抗角蛋白抗体
B. 抗核周因子
C. 抗双链DNA抗体
D. 抗Sm抗体
E. 类风湿因子
F. 抗环瓜氨酸肽（CCP）抗体

79. 类风湿关节炎的诊断标准不包括
A. 晨僵≥30分钟
B. 大于3个关节区的关节炎

C. 类风湿因子阳性

D. 抗 CCP 抗体阳性

E. 抗核抗体阳性

F. 抗双链 DNA 抗体阳性

（80～82 共用题干）

患者，女，38 岁。洗衣时突发右侧肢体活动失灵。查体：意识清，失语，二尖瓣区可闻及双期杂音，房颤，右侧偏瘫，上肢重于下肢，右偏身痛觉减退。

80. 最可能的诊断是

    A. 动脉缺血性脑梗死

    B. 脑栓塞

    C. 蛛网膜下腔出血

    D. 脑出血

    E. 缺血性神经功能缺失

    F. 腔隙性脑梗死

81. 该病的常见病因及分类有

    A. 心源性脑栓塞

    B. 非心源性脑栓塞

    C. 肾源性脑栓塞

    D. 遗传性脑栓塞

    E. 来源不明性脑栓塞

    F. 肝源性脑栓塞

82. 不是该病的脑 CT 扫描表现的有

    A. 低密度梗死灶

    B. 边界欠清

    C. 边界清楚

    D. 高密度出血影

    E. 低密度出血影

    F. 有占位效应

（83～89 共用题干）

患者，男，54 岁。素有头痛、头晕病史，平时性情急躁易怒，2 小时前与人争吵时突然昏倒，偏瘫失语，不省人事，由家人抬来医院就诊。症见：神志昏迷，呼之不应，鼻鼾痰鸣，牙关紧闭，面赤气粗，大便秘结。查体见左侧肢体偏瘫，舌质红，

苔黄腻，脉弦滑有力。

83. 依据"急则治其标"的原则，针对患者目前情况，可考虑给予患者哪些方药

    A. 参附注射液   B. 安宫牛黄丸

    C. 生脉注射液   D. 醒脑静注射液

    E. 黄芪注射液   F. 复方丹参滴丸

    G. 至宝丹

84. 中风的病机要点概括起来有哪些

    A. 风   B. 火

    C. 邪   D. 痰

    E. 虚   F. 气

    G. 血   H. 瘀

85. 中风辨证最主要考虑哪些方面

    A. 辨中经络和中脏腑

    B. 辨分期

    C. 辨轻重

    D. 辨虚实

    E. 辨病位

    F. 辨病势顺逆

    G. 辨闭证与脱证

86. 首先对中风进行中络、中经、中腑、中脏进行分类的医著是

    A.《内经》

    B.《伤寒论》

    C.《金匮要略》

    D.《难经》

    E.《诸病源候论》

    F.《丹溪心法》

    G.《临证指南医案》

87. 本病属于阳闭，阳闭与阴闭的区别主要在于

    A. 虚实   B. 轻重

    C. 病位   D. 热象

    E. 神志   F. 内风与外风

88. 本证辨为痰火闭窍证，方选羚羊角汤，羚羊角的常用量是

A. 小于1g　　　　B. 1～3g
C. 3～5g　　　　D. 5～10g
E. 10～15g　　　F. 15～20g

89. 中风病的并发症较多，为防止并发症发生，护理上要注意的是
   A. 积极按摩受压皮肤
   B. 保持呼吸道通畅
   C. 多吃水果
   D. 注意会阴部卫生
   E. 低盐饮食
   F. 进食以流质饮食为主，进食宜慢

（90～92 共用题干）

患者，女，52岁。1988年5月30日初诊。患者3天前突发头痛、高热、面赤、烦躁不安、神昏抽搐，经检查确诊为病毒性脑炎，住院治疗效果不明显，特请中医会诊。来诊时见高热少汗，体温39.5℃，神昏肢厥，四肢抽搐，颈部僵，小便短赤，大便3日未下，腹部硬满，口燥咽干，舌红绛，苔干而厚黄，脉弦数。

90. 其病机为
   A. 热灼营分　　　B. 引动肝风
   C. 气分郁热　　　D. 气营同病
   E. 热灼胸膈　　　F. 内闭心包

91. 治疗原则为
   A. 清气通腑　　　B. 凉营泄热
   C. 开窍息风　　　D. 泄卫透营
   E. 清热解毒　　　F. 回阳救逆

92. 治疗方剂为
   A. 生脉散
   B. 犀角地黄汤
   C. 牛黄承气汤
   D. 桃仁承气汤
   E. 玉女煎去牛膝、熟地，加生地、玄参
   F. 白虎汤

（93～95 共用题干）

患者，女，45岁。精神抑郁，表情淡漠，沉默痴呆，时时太息，言语无序，多疑多虑，喜怒无常，秽洁不分，不思饮食，舌红苔腻而白，脉弦滑。

93. 该患者的中医诊断为
   A. 癫证
   B. 狂证
   C. 痰气郁结证
   D. 心脾两虚证
   E. 痰热扰神证
   F. 火盛伤阴证

94. 其代表方剂为
   A. 越鞠丸　　　B. 逍遥散
   C. 养心汤　　　D. 涤痰汤
   E. 生铁落饮　　F. 琥珀养心丹

95. 下列哪些不是该病的病因
   A. 素体虚弱　　　B. 先天不足
   C. 饮食不节　　　D. 外感六淫
   E. 七情内伤　　　F. 久病耗损

（96～100 共用题干）

患者，女，50岁。平素不喜交际，遇事多虑少言，近3年来每遇心情不畅即出现腹痛肠鸣，腹痛即泻，泻后痛减。近几个月来大便时溏时泻，水谷不化，稍有饮食不慎，就大便次数增多，脘腹胀闷，纳差，倦怠，下腹有重坠感，排便时肛门脱出，舌质淡苔白，脉细。

96. 该患者应考虑为何病证
   A. 泄泻肝气乘脾证
   B. 泄泻中气下陷证
   C. 泄泻脾虚夹湿证
   D. 泄泻脾肾阳虚证
   E. 泄泻脾阳不足证
   F. 泄泻寒湿内盛证

97. 该患者此时的治法应为
   A. 健脾益胃

B. 益气健脾，佐以化湿

C. 温肾健脾，固涩止泻

D. 益气升清，健脾止泻

E. 温中散寒，健脾止泻

F. 抑肝扶脾

G. 温补脾肾，升阳止泻

A. 倦怠

B. 大便时溏时泻，水谷不化

C. 脘腹胀闷

D. 纳差

E. 多于情绪刺激时发作

F. 脱肛

G. 下腹重坠

H. 脉细弱

98. 目前该患者最宜采用哪个方药加减治之

A. 参苓白术散　　B. 痛泻要方

C. 升阳益胃汤　　D. 补中益气汤

E. 四神丸　　　　F. 理中丸

100. 临床上可以益气健脾的药物是

A. 升麻　　　　　B. 仙鹤草

C. 黄芪　　　　　D. 独脚金

E. 扁豆　　　　　F. 五指毛桃根

99. 该患者在辨证时，应抓的主症有

全真模拟试卷（五）

一、单选题：每道试题由 1 个题干和 5 个备选答案组成，题干在前，选项在后。选项 A、B、C、D、E 中只有 1 个为正确答案，其余均为干扰选项。

1. 鉴别原发性与继发性三叉神经痛的主要依据是
   A. 有无面部痛温觉减退或消失，角膜反射减退或消失
   B. 疼痛的性质
   C. 是否为反复发作
   D. 疼痛的区域
   E. 有无"触发点"或"扳机点"

2. 患者，男，52 岁，1 个月前皮肤感染，2 周前出现水肿。1 周来尿少，血压高，化验尿蛋白（＋＋＋），沉渣镜检 RBC 20～30/HP，血肌酐 270μmol/L，尿素氮 15mmol/L，血 C_3 降低，肾穿刺病理证实为急性肾小球肾炎，其血 C_3 恢复正常的时间
   A. ＜4 周　　　　B. 4～8 周
   C. 2～4 个月　　D. 半年
   E. 1 年

3. 患者，男，58 岁。有"高血压病"病史，反复头晕 3 年。某日与人口角后症状加重，且头胀痛，颜面潮红，呕恶，肢麻震颤，失眠多梦，舌红苔黄，脉弦数。最恰当的辨证为
   A. 风阳上扰证　　B. 肝火亢盛证
   C. 痰热互结证　　D. 肝阳上亢证
   E. 阴虚火旺证

4. 患者，女，32 岁，素体羸弱，患有慢性胃炎 10 余年，胃脘冷痛喜按，口淡不渴，舌淡嫩，苔白，脉沉迟，最有意义的诊断是
   A. 脾阳虚证　　　B. 寒滞胃肠证
   C. 寒湿中阻证　　D. 胃阳虚证
   E. 脾虚肝郁证

5. 患者，男，71 岁，原有"肺痨"，迁延不愈，出现咳吐浊唾涎沫，质黏稠，偶有咳痰带血，咳声不扬，口干咽燥，午后潮热，形体消瘦，舌红而干，脉虚数。其诊断为
   A. 肺痈初期
   B. 肺痨阴虚火旺证
   C. 肺痿虚热证
   D. 肺痨气阴两虚证
   E. 肺痨肺阴亏虚证

6. 关于脾脏叩诊的叙述，错误的是
   A. 位于左腋中线第 9～11 肋
   B. 宽度为 4～7cm
   C. 前缘不超过腋前线
   D. 前缘不超过腋中线
   E. 脾脏区叩诊为浊音

7. 首先指出噎膈的基本病理为"食管窄隘使然"者，是哪一医家
   A. 叶天士　　　　B. 徐灵胎
   C. 张景岳　　　　D. 王清任
   E. 朱丹溪

8. 下列哪项不是阳黄和阴黄的鉴别要点
   A. 虚证与实证
   B. 舌苔的黄与不黄
   C. 黄疸鲜明与晦暗
   D. 热证与寒证
   E. 有无恶心呕吐

9. 下列哪项为疟母的特点
   A. 热偏盛者
   B. 寒偏盛者
   C. 疟邪久留，耗伤气血，遇劳即发
   D. 由瘴毒所致
   E. 疟久不愈，血瘀痰凝，结于胁下

10. 以"炙甘草汤"作为治疗心悸的常用方剂的医家是
   A. 张仲景　　　B. 成无己
   C. 朱丹溪　　　D. 张景岳
   E. 王清任

11. 患者上气咳逆阵作，咳时面赤，咽干口苦，常感痰滞咽喉而咳之难出，量少质黏，胸胁胀痛，咳时引痛，随情绪波动而增减，舌红苔薄黄少津，脉弦数。其诊断是
   A. 外感咳嗽　　B. 内伤咳嗽
   C. 哮病　　　　D. 感冒
   E. 肺胀

12. 下列除哪项外均是神昏的常规处理
   A. 生命体征监护　B. 保持呼吸道通畅
   C. 建立静脉通道　D. 支持疗法
   E. 纠正酸中毒

13. X线检查见骨质疏松明显，关节边缘呈唇样骨质增生或骨疣形成的是
   A. 风湿性关节炎　B. 类风湿关节炎
   C. 强直性脊柱炎　D. 骨性关节炎
   E. 痛风

14. 患者小便点滴而下，或尿如细线，甚则阻塞不通，小腹胀满疼痛，舌紫暗，或有瘀点，脉涩，首选方剂是
   A. 小承气汤　　B. 桃仁承气汤
   C. 代抵当丸　　D. 抵当汤
   E. 调胃承气汤

15. 汗出恶风，周身酸楚，时寒时热，脉缓，苔薄白，宜选用的方剂是
   A. 玉屏风散　　　B. 生脉散
   C. 桂枝汤　　　　D. 当归地黄汤
   E. 归脾汤

16. 患者，女，26岁。产后恶露不止，近日出现项背强急，四肢抽搐，头目昏眩，自汗，低热，神疲，气短，舌淡红，脉弦细。其首选方剂是
   A. 葛根汤
   B. 三仁汤
   C. 增液承气汤
   D. 四物汤合大定风珠
   E. 补阳还五汤

17. 患者，男，58岁。黄疸日久，黄色晦暗如烟熏，纳少脘闷，大便溏，神疲畏寒，口淡不渴，舌淡苔腻，脉沉迟。治疗应首选
   A. 茵陈蒿汤　　　B. 茵陈五苓散
   C. 甘露消毒丹　　D. 黄连温胆汤
   E. 茵陈术附汤

18. 患者，男，55岁。心胸疼痛，如刺如绞，痛处固定不移，可因暴怒、劳累而加重，舌质紫暗，有瘀斑，苔薄，脉弦细涩。其治疗应首选的方剂是
   A. 柴胡疏肝散　　B. 涤痰汤
   C. 血府逐瘀汤　　D. 当归四逆汤
   E. 桃仁红花煎

19. 患者，女，40岁。喉中痰涎壅盛，鸣声如吹哨笛，喘急胸满，但坐不得卧，咳痰黏腻难出，无明显寒热倾向，面色青暗，起病多急，常倏忽来去。舌苔厚浊，脉滑实。其治疗应首选的方剂是
   A. 苏子降气汤　　B. 平喘固本汤
   C. 麻杏石甘汤　　D. 三子养亲汤
   E. 射干麻黄汤

20. 患者，女，53岁。呕吐吞酸，嗳气频

频，胸胁胀满，舌边红，苔薄腻，脉弦，宜选何方治疗
A. 藿香正气散
B. 保和丸
C. 小半夏汤合苓桂术甘汤
D. 四七汤
E. 理中丸

21. 患者，女，32 岁。症见腹部积块渐大，按之较硬，痛处不移，饮食减少，体倦乏力，面暗消瘦，时有寒热，月经 3 个月为 1 行，舌质青紫，或有瘀点，脉细涩。证属
A. 积证气滞血阻证
B. 积证瘀血内结证
C. 聚证食滞痰阻证
D. 聚证肝气郁滞证
E. 积证正虚瘀结证

22. 颤证髓海不足证的舌脉是
A. 舌质红，苔黄腻，脉弦
B. 舌质淡，苔薄白，脉沉迟
C. 舌红绛，无苔，脉沉数
D. 舌淡，苔薄白滑，脉濡
E. 舌质红，苔薄白，或红绛无苔，脉细数

23. 患者，男，55 岁。胸闷，心前区时时微痛，肢体沉重，阴雨天发作较频，伴倦怠乏力。症见形体肥胖，舌体胖大，苔浊腻，脉滑。辨证为
A. 心血瘀阻证　　B. 气滞心胸证
C. 痰浊闭阻证　　D. 气阴两虚证
E. 心肾阳虚证

24. 患者，男，55 岁，近 1 年来，每晚睡眠时间 5~6 小时，以醒后不能再睡为主症，伴头晕、乏力。应按何处理
A. 不寐　　　　　B. 一时性失眠
C. 生理性少眠　　D. 老年生理状态
E. 眩晕

25. 长时间服用黄药子治疗瘿病，每次用量不应超过
A. 9 克　　　　B. 10 克
C. 11 克　　　　D. 12 克
E. 13 克

二、多选题：每道试题由 1 个题干和 5 个备选答案组成，题干在前，选项在后。选项 A、B、C、D、E 中至少有 2 个正确答案。

26. 属中医胃脘痛辨证范畴的西医疾病有
A. 急、慢性胃炎
B. 胃、十二指肠溃疡
C. 胃黏膜脱垂症
D. 急、慢性胆囊炎
E. 急性胰腺炎

27. 患者，女，47 岁。每于劳累时出现心悸不宁，胸闷气短，动则尤甚，面色苍白，形寒肢冷，舌淡苔白，脉虚弱。其治疗可选
A. 桂枝甘草龙骨牡蛎汤
B. 苓桂术甘汤
C. 安神定志丸
D. 四君子汤
E. 参附汤

28. 真心痛发生后最易出现
A. 不省人事　　B. 亡阴或亡阳
C. 脉结代促　　D. 气厥实证
E. 心悸、喘促、水肿

29. 癃闭与淋证共有的临床特征是
A. 排尿困难
B. 滴沥刺痛
C. 单次排出小便量小
D. 尿频、尿急
E. 尿血

30. 鼓胀病后期导致的危重证候有
A. 大量呕血　　B. 神昏谵语

C. 虚脱　　　　D. 惊厥

E. 鼻衄、齿衄

31. 治疗气虚便秘可选用的方药是

A. 济川煎　　　B. 六磨汤

C. 黄芪汤　　　D. 春泽汤

E. 补中益气汤

32. 咳嗽肺阴亏虚证的治法是

A. 滋阴　　　　B. 清热

C. 润肺　　　　D. 化痰

E. 止咳

33. 下列哪些慢性肺病可发展为肺胀

A. 内伤久咳　　B. 久喘

C. 支饮　　　　D. 肺痨

E. 久哮

34. 以下关于腰痛的症状，叙述正确的是

A. 寒湿腰痛，其痛绵绵，时作时止

B. 湿热腰痛，其痛重着而灼热

C. 肾虚腰痛，其痛多冷，重着不适

D. 瘀血腰痛，痛处固定，按之痛甚

E. 湿热腰痛，痛处多热而喜按

35. 患者肢体痿软无力，逐渐加重，食少便溏，面浮而色不华，气短，神疲乏力，舌苔薄白，脉细无力。治疗可用

A. 补中益气汤　　B. 附子理中丸

C. 参苓白术散　　D. 六君子汤

E. 四君子汤

36. 关于颤证的治疗原则有

A. 清热　　　　B. 化痰

C. 息风　　　　D. 滋补肝肾

E. 益气养血

37. 全身水肿，下肢明显，按之没指，小便短少，身体困重，胸闷纳呆，泛恶，苔白腻，脉沉缓，宜选

A. 实脾饮　　　B. 五皮饮

C. 真武汤　　　D. 胃苓汤

E. 济生肾气丸

38. 心阳虚证的临床特点是

A. 心悸　　　　B. 自汗

C. 神倦嗜卧　　D. 形寒肢冷

E. 心胸憋闷疼痛

39. 虚体感冒的主要证型有

A. 阴虚感冒　　B. 血虚感冒

C. 气虚感冒　　D. 阳虚感冒

E. 秋燥感冒

40. 患者，女，25岁，鼻塞声重，恶风，无汗，喷嚏，流涕，头重如裹，身热不扬，纳呆，舌淡，苔白腻。治疗可用下列哪些药物

A. 香薷　　　　B. 银花、连翘

C. 厚朴、扁豆花　D. 苍术

E. 藿香、佩兰

41. 急性重症胰腺炎时常可出现下列哪些异常

A. 血白细胞升高　B. 代谢性碱中毒

C. 血糖升高　　　D. 血细胞比容升高

E. 血压升高

42. 听诊心率正常且节律整齐，可排除哪些异常

A. 室性期前收缩三联律

B. 一度房室阻滞

C. 二度Ⅰ型房室阻滞

D. 心房扑动

E. 三度房室阻滞

43. 内生五气包括下列哪几项内容

A. 内风　　　　B. 内寒

C. 内湿　　　　D. 内燥

E. 内火

44. 内燥的临床表现包括下列哪几项

A. 口咽干燥　　B. 皮肤干涩粗糙

C. 大便干结　　D. 毛发干枯不荣

E. 肌肉消瘦

45. 柴胡疏肝散主治的病证包括

A. 呕吐肝气犯胃证

B. 癫证肝郁气滞证

C. 胸痹气滞心胸证

D. 腹痛肝郁气滞证

E. 胃痛肝气犯胃证

三、共用题干单选题：叙述一个以单一病人或家庭为中心的临床情景，提出2~6个相互独立的问题，问题可随病情的发展逐步增加部分新信息，每个问题只有1个正确答案，以考查临床综合能力。答题过程是不可逆的，即进入下一问后不能再返回修改所有前面的答案。

(46~48 共用题干)

患者，女，49岁，久居湿地，全身浮肿，腰以下为甚，按之没指，小便短少，身体困重，胸闷，纳呆，泛恶，舌质淡，苔白腻，脉沉缓。

46. 该病人的初步诊断应为

A. 水肿、阴水　　B. 水肿、阳水

C. 心痛　　　　　D. 淋证

E. 感冒

47. 其辨证为

A. 水湿浸渍证　　B. 湿热内蕴证

C. 脾阳不足证　　D. 心阳不振证

E. 寒温袭表证

48. 治以何方加减治疗

A. 疏凿饮子　　　B. 实脾饮

C. 羌活胜湿汤　　D. 瓜蒌薤白白酒汤

E. 五皮散合胃苓汤

(49~52 共用题干)

患者，男，40岁。5月4日就诊。主诉：脐腹胀痛引及少腹3天。患者发病的3天前因私事与他人争吵后出现脐腹胀痛难忍，连及两胁，自服香橼小茴香茶后痛稍减轻。现疼痛如初，并放射至腰脊两胁，

嗳气稍舒，怒则痛剧。检查：体温36.9℃。舌质红，舌苔薄白，脉弦滑。触诊：腹肌紧张，压痛明显。肠鸣音亢进。

49. 该患者的中医诊断是

A. 胁痛　　　　B. 腰痛

C. 胃痛　　　　D. 悬饮

E. 腹痛

50. 该病的证候分型是

A. 肝郁气滞证　　B. 寒邪内阻证

C. 湿热壅滞证　　D. 中虚脏寒证

E. 瘀血内停证

51. 该病的治法是

A. 疏肝解郁，理气止痛

B. 温中散寒，健脾和胃

C. 泻热通便

D. 温补脾胃，缓急止痛

E. 活血化瘀

52. 该病的首选方药是

A. 柴胡疏肝散加减

B. 良附丸加减

C. 大承气汤加减

D. 黄芪建中汤加减

E. 少腹逐瘀汤加减

(53~55 共用题干)

患者，男，56岁。痢下已月余不愈。现下痢稀薄，带有白冻，甚则滑脱不禁，腹部隐痛，口淡不渴，食少神疲，腰酸肢冷，舌质淡，苔薄白，脉沉细弱。

53. 根据患者上述临床特征，此患者中医辨证应属于

A. 虚寒痢　　　B. 寒湿痢

C. 休息痢　　　D. 噤口痢

E. 疫毒痢

54. 下列治法中针对上述疾病特点而设的是

A. 清热解毒，调气行血

B. 清热除湿，凉血解毒

C. 清热除湿，养阴和血

D. 温补脾肾，收敛固涩

E. 温中清肠，调气化滞

55. 下列方剂中最为适合治疗上述病证的是
- A. 胃苓汤
- B. 理中汤
- C. 补中益气汤
- D. 真人养脏汤
- E. 驻车丸

（56~61 共用题干）

患者，男，36 岁。因天寒受风诱发腹痛，腹冷痛，得热稍减，小便清利，大便自可，舌苔白，脉沉紧。

56. 如对此患者的腹痛进行临床辨证，首先应明辨
- A. 阴阳气血，虚实邪正
- B. 阴阳表里，寒热虚实
- C. 标本邪正，寒热虚实
- D. 寒热虚实，在气在血，在脏在腑
- E. 标本邪正，在气在血，在表在里

57. 根据患者上述临床表现，该病例应该考虑辨证为
- A. 腹痛中脏虚寒证
- B. 腹痛寒邪内阻证
- C. 腹痛表里俱寒证
- D. 腹痛脾肾阳虚证
- E. 腹痛寒实内结证

58. 治疗该患者应首先选用的方剂为
- A. 黄芪建中汤
- B. 附子理中丸
- C. 良附丸合正气天香散
- D. 乌头桂枝汤
- E. 通脉四逆汤

59. 该患者腹痛加剧。如见脐中痛不可忍，喜温喜按，手足厥逆，脉微欲绝者，方剂可选

- A. 通脉四逆汤
- B. 附子理中丸
- C. 良附丸合正气天香散
- D. 乌头桂枝汤
- E. 当归四逆汤

60. 该患者腹冷痛，手足逆冷，又兼身体疼痛，方剂可选
- A. 通脉四逆汤
- B. 当归四逆汤
- C. 桂枝加芍药汤
- D. 附子粳米汤
- E. 乌头桂枝汤

61. 该患者腹痛，兼见腹中雷鸣彻痛，胸胁逆满，呕吐，方剂可选
- A. 小半夏加茯苓汤
- B. 附子粳米汤
- C. 大建中汤
- D. 人参汤
- E. 良附丸合正气天香散

（62~65 共用题干）

患者，女，20 岁。间断发热 1 个月，咳嗽胸痛，咳吐大量脓痰，时有痰血相兼，腥臭异常，气喘不能平卧，烦渴喜饮，舌红，苔黄，脉滑数。

62. 本病例当诊断为
- A. 咳嗽
- B. 喘证
- C. 肺胀
- D. 肺痿
- E. 肺痈溃脓期

63. 本病例的治法为
- A. 排脓解毒
- B. 清肺解毒，化瘀消痈
- C. 清肺化痰，降气平喘
- D. 清肺化痰止咳
- E. 清养补肺

64. 本病例选方为
- A. 桔梗杏仁煎

B. 沙参清肺汤

C. 加味桔梗汤

D. 千金苇茎汤

E. 麻杏甘石汤

65. 选用上方宜加哪组药物

　　A. 桔梗、贝母、牛蒡子、前胡、甘草

　　B. 鱼腥草、败酱草、黄芩、芦根、银花

　　C. 麻黄、桑白皮、贝母、知母、瓜蒌

　　D. 乳香、没药、郁金

　　E. 沙参、麦冬、百合

四、案例分析题：每道案例分析题 3～12 问。每问的备选答案至少 6 个，最多 12 个，正确答案的个数不定。考生每选对一个正确答案给 1 个得分点，选错一个扣 1 个得分点，直至扣至本问得分为 0，即不含得负分。案例分析题的答题过程是不可逆的，即进入下一问后不能再返回修改所有前面的答案。

(66～73 共用题干)

　　患者，男，70 岁，平素时头晕头痛，今日晚上 8 时与家人争吵时突然昏仆，不省人事，牙关紧闭，口噤不开，左侧肢体无力，面红，口臭，烦躁，喉间痰鸣，脉弦数。

66. 该病人应考虑为

　　A. 中风中脏腑，风火闭窍证

　　B. 中风中脏腑，痰湿蒙窍证

　　C. 中风中脏腑，痰火闭窍证

　　D. 中风中脏腑，元气衰败证

　　E. 中风中脏腑，阴虚阳亢证

　　F. 中风中经络，风痰阻络证

67. 在辨该病人为闭证阳闭时，应抓哪些主症

　　A. 突然昏仆，不省人事

　　B. 牙关紧闭

C. 口噤不开

D. 左侧肢体无力

E. 面红

F. 口臭

G. 烦躁

H. 喉间痰鸣

I. 脉弦数

68. 此时的治法应为

　　A. 化痰息风通络

　　B. 温阳化痰，开窍醒神

　　C. 滋阴潜阳，息风通络

　　D. 清热化痰，开窍醒神

　　E. 平肝潜阳，清热化痰

　　F. 益气回阳，扶正固脱

69. 现病人病情危重，可用哪些药物急救

　　A. 至宝丹

　　B. 安宫牛黄丸

　　C. 苏合香丸

　　D. 参麦注射液

　　E. 解语丹

　　F. 清开灵注射液

70. 治疗采用的方药是

　　A. 鼻饲安宫牛黄丸合羚角钩藤汤

　　B. 鼻饲苏合香丸合羚角钩藤汤

　　C. 鼻饲至宝丹合羚角钩藤汤

　　D. 鼻饲天麻钩藤饮

　　E. 鼻饲镇肝息风汤

　　F. 鼻饲涤痰汤合苏合香丸

71. 如患者痰热盛，可加用以下哪些药物

　　A. 竹沥汁　　　　　B. 胆南星

　　C. 天竺黄　　　　　D. 石菖蒲

　　E. 猴枣散　　　　　F. 远志

72. 提示：患者经治疗后，神志恢复正常，病情好转出现，但左侧肢体仍软弱无力，倦怠，少气懒言，舌质淡，脉细无力。此时应采用何种治法

A. 祛风化痰，宣窍通络

B. 益气活血，化瘀通络

C. 平肝潜阳，息风通络

D. 行针灸补法

E. 推拿

F. 燥湿化痰，活血通络

73. 中风急性期，在调护方面应注意的问题有

    A. 注意神志变化

    B. 保持呼吸道通畅

    C. 做好口腔护理

    D. 保持大便通畅

    E. 注意皮肤护理

    F. 进食补品与甜食以增强营养

    G. 抓紧时机，早期功能锻炼

(74 ~ 76 共用题干)

    患者，女，32 岁。因过度悲伤，哭啼过程中突然昏倒，不知人事，四肢厥冷，口噤握拳，呼吸气粗，苔薄白，脉沉弦。

74. 正确的诊断是

    A. 气厥虚证   B. 气厥实证

    C. 血厥实证   D. 血厥虚证

    E. 痰厥实证   F. 痫证风痰闭阻证

75. 可引起厥证发病的常见病因有

    A. 情志内伤   B. 体虚劳倦

    C. 感受外邪   D. 亡血失津

    E. 饮食不节   F. 先天因素

76. 关于该患者治法及方药的叙述，不正确的是

    A. 开窍   B. 顺气

    C. 解郁   D. 通关散

    E. 五磨饮子   F. 补气

(77 ~ 79 共用题干)

    患者，男，76 岁。近年来记忆力明显减退，继之神情呆滞，语不达意，喜闭门独居，反应迟钝，常有口误，伴头晕耳鸣，

腰膝酸软，步履艰难，全身乏力，舌瘦色淡，苔薄白，脉沉细。

77. 患者诊断为痴呆。有关痴呆的论述，哪项是错误的

    A. 一种获得性进行性认知功能障碍综合征

    B. 患者生活、社交能力不受影响

    C. 患病率随年龄而增长

    D. 影响意识内容而非意识水平

    E. 常伴行为和情感异常

    F. 起病缓慢，渐进加重，病程一般较长

78. 以下符合本病治法及方药的是

    A. 补气益中   B. 补肾益髓

    C. 填精养神   D. 七福饮

    E. 六味地黄丸   F. 金匮肾气丸

79. 痴呆与何脏腑功能失调关系不密切

    A. 心   B. 肝

    C. 脾   D. 肺

    E. 肾   F. 胆

(80 ~ 82 共用题干)

    患者，女，62 岁。近 3 年来，由于患冠心病，动则心悸甚，故长期卧床养病，周身无力，腰膝酸软，饮食减少，大便干如球状，每逢大便倍感痛苦，甚至需用手掏粪，方得排解。现症：排便困难，便后乏力，面白神疲，舌苔薄白，脉细弱。

80. 该患者的诊断是

    A. 实秘   B. 虚秘

    C. 气秘   D. 血虚秘

    E. 气虚秘   F. 阳虚秘

81. 该病的病因有

    A. 情志不调   B. 饮食不节

    C. 年老体虚   D. 外邪侵袭

    E. 禀赋不足   F. 劳倦内伤

82. 便秘与肠结的鉴别点有

A. 是否有排便困难

B. 是否有矢气

C. 是否有呕吐

D. 是否有肠鸣音

E. 发病的急和缓

F. 是否有腹胀

(83 ~ 85 共用题干)

患者，男，7月18日初诊。发热1周不退，面赤，口渴而不多饮，胸闷脘痞，咳嗽痰中带血，不欲饮食，小便短赤，大便稀溏臭秽。近2日听力下降，头目不清。

83. 其辨证是

A. 暑湿在卫　　　B. 暑湿困阻中焦

C. 暑湿弥漫三焦　D. 气血两燔

E. 暑伤津气　　　F. 暑入阳明

84. 治疗原则是

A. 透邪达表　　　B. 清热利湿

C. 通腑泄热　　　D. 宣通三焦

E. 益气生津　　　F. 清营泄热

85. 治疗方剂是

A. 三石汤　　　　B. 清营汤

C. 安宫牛黄丸　　D. 白虎加苍术汤

E. 卫分宣湿饮　　F. 新加香薷饮

(86 ~ 88 共用题干)

患者，男，68岁，吸烟史30年。咳嗽、咳痰20余年，活动后气急4年，偶有下肢轻度水肿。查体：桶状胸，两肺呼吸音低，少量湿啰音，肺动脉瓣区第二心音亢进。

86. 该病最可能的诊断是

A. 慢性支气管炎合并肺气肿

B. 慢性支气管炎

C. 慢性支气管炎合并支气管扩张

D. 慢性阻塞性肺疾病

E. 慢性心功能不全

F. 肺源性心脏病

87. 对该疾病有诊断意义的辅助检查有

A. 胸部正侧位 X 线

B. 心电图

C. 超声心动图

D. 腹部 B 超

E. 胸部 CT

F. 下腹部 CT

88. 对于肺源性心脏病诊断有直接帮助的检查是

A. 胸正位片　　　B. 心电图

C. 超声心动图　　D. 肺动脉压测定

E. 血气分析　　　F. 腹部透视

(89 ~ 91 共用题干)

患者，男，56岁。头晕、心悸1周，偶有晕厥。既往有高血压、冠心病病史，血压 105/60mmHg，心室率 34 次/分，律不齐。心电图示 PR 间期为 0.22 秒，部分 P 波后有 QRS 波群脱漏。

89. 考虑其诊断为

A. 室性心动过速　B. 窦性停搏

C. 心房颤动　　　D. 房性心动过速

E. 房室传导阻滞　F. 心房扑动

90. 其心电图诊断为

A. 一度房室传导阻滞

B. 二度Ⅱ型房室传导阻滞

C. 二度Ⅰ型窦房传导阻滞

D. 三度房室传导阻滞

E. 二度Ⅰ型室室传导阻滞

F. 二度Ⅱ型窦房传导阻滞

91. 有效的治疗是

A. 阿托品

B. 安装临时起搏器

C. 经食管心房起搏

D. 不需要治疗

E. 持续静脉滴注异丙肾上腺素

F. 安装永久起搏器

（92～94 共用题干）

患者，男，42 岁。患有慢性肝炎，经长期治疗，肝功能虽接近正常，但面红颧赤，持续低热。无结核病史，肺部透视正常。肝区痛，肝肿大，肋下可触及。胁肋隐痛，遇劳加重，口燥咽干，心中烦热，头晕目眩，舌红少苔，脉细弦而数。

92. 该患者的中医诊断为
    A. 胁痛　　　　　　B. 虚劳
    C. 肝郁气滞证　　　D. 肝络失养证
    E. 肝血亏虚证　　　F. 肝肾不足证

93. 该病的辨证要点是
    A. 辨外感与内伤　B. 辨在气在血
    C. 辨病变脏腑　　D. 辨属虚属实
    E. 辨起病急缓　　F. 辨初中末期

94. 下列说法正确的是
    A. 胁痛之病名最早见于《内经》
    B. 张景岳将胁痛分为外感和内伤 2 种
    C. 胁痛的基本病机为肝络失和
    D. 治疗胁痛应疏肝柔肝并举
    E. 胁痛多是虚证
    F. 胁痛的病位是脾胃

（95～97 共用题干）

患者，男，22 岁。8 月 22 日因发热 1 周入院。1 周前游泳后当晚发热，伴恶寒，头身疼痛，胸闷不欲食，肢体酸重。门诊治疗给予"感冒药"，未见明显好转。近 2 日来发热增高，午后为甚，头部有汗，头痛，胸闷脘痞，肢体酸楚，少食欲呕，口干不欲食，便溏不爽，小便黄短。刻下症：发热 39℃，面色淡黄，舌苔黄滑而浊，脉滑数，余症同上。

95. 其辨证属

A. 湿热蕴毒　　　B. 湿热困阻中焦
C. 暑湿弥漫三焦　D. 湿遏卫气
E. 邪阻膜原　　　F. 湿从寒化

96. 治疗原则为
    A. 透邪达表　　B. 清热涤暑
    C. 辛开苦降　　D. 宣通气机
    E. 清化湿热　　F. 芳香辛散

97. 治疗方剂为
    A. 宣清导浊汤　B. 雷氏芳香化浊方
    C. 王氏连朴饮　D. 甘露消毒丹
    E. 三仁汤　　　F. 达原饮

（98～100 共用题干）

患者久病体弱，腹中积块坚硬，隐痛，饮食大减，肌肉瘦削，神倦乏力，面色萎黄，甚则面肢浮肿，舌质淡紫，脉弦细。

98. 其首选方剂为
    A. 六君子汤　　B. 八珍汤
    C. 化积丸　　　D. 六磨汤
    E. 失笑丸　　　F. 柴胡疏肝散

99. 该病的病因有
    A. 情志不调　　B. 饮食所伤
    C. 感受寒邪　　D. 病后体虚
    E. 跌仆损伤　　F. 腹部手术

100. 下列说法正确的是
    A. 积聚的病位主要在肝脾
    B. 积聚与血证、黄疸、鼓胀有着密切关系
    C. 聚者五脏所生
    D. 积者六腑所成
    E. 聚证日久不愈可以转化为积证
    F. 积证以气滞为主，聚证以血瘀为主

全真模拟试卷（六）

一、单选题：每道试题由1个题干和5个备选答案组成，题干在前，选项在后。选项A、B、C、D、E中只有1个为正确答案，其余均为干扰选项。

1. 痢疾初起，兼有恶寒发热，头痛身重。其治疗宜用
   A. 藿香正气散　　B. 芍药汤
   C. 荆防败毒散　　D. 白头翁汤
   E. 葛根芩连汤

2. 痫证瘀阻脑络证的治法为
   A. 理气化痰，活血化瘀
   B. 行气解郁，化瘀通络
   C. 活血化瘀，息风通络
   D. 活血化瘀，开窍醒神
   E. 理气化痰，醒脑通窍

3. 下列哪项不是气鼓的特征
   A. 嗳气或矢气则舒
   B. 腹部按之空空然
   C. 腹部膨隆
   D. 腹皮青筋显露
   E. 叩之如鼓

4. 患者，男，51岁。患胃癌2年。现症见胃脘刺痛，痛定不移，拒按，可扪及下腹痞块，腹满不食，食后呕吐如赤豆汁，时有黑便。舌质紫暗，苔薄白，脉涩。实验室检查：大便隐血试验示弱阳性。自服三七粉止血。治疗应首选
   A. 八珍汤合左归饮
   B. 膈下逐瘀汤
   C. 血府逐瘀汤
   D. 通窍活血汤
   E. 身痛逐瘀汤

5. 肺痈溃脓期，于方中加入山甲片、皂角刺的目的是
   A. 托里透脓　　B. 扶正祛邪
   C. 解毒排脓　　D. 溃痈排脓
   E. 清热解毒

6. 结核菌素试验阳性提示体内有
   A. 钙化灶　　　B. 活动性病灶
   C. 软化灶　　　D. 纤维硬结
   E. 良性肿瘤

7. 对膀胱无尿之癃闭危证，可用哪组药高位保留灌肠
   A. 大黄、枳实
   B. 芒硝、槟榔
   C. 生大黄、生牡蛎、六月雪、丹参
   D. 大黄、芒硝
   E. 附子、肉桂

8. 首先将痉证分为刚痉和柔痉的是
   A.《内经》　　　B.《伤寒论》
   C.《金匮要略》　 D.《诸病源候论》
   E.《医学明理》

9. 患者，癌症，头晕头痛，耳鸣，目眩，视物不清，呕吐，失眠，健忘，肢体麻木，咽干，大便干燥，抽搐震颤，项强，舌质红，苔黄，脉弦。其诊断应为
   A. 脑瘤痰瘀阻窍证
   B. 脑瘤风毒上扰证
   C. 脑瘤阴虚风动证
   D. 肺癌瘀阻肺络证
   E. 肺癌痰湿蕴肺证

10. 哪部著作指出："肺体属金，譬若钟然。钟非叩不鸣，风寒暑湿燥火六淫

之邪，自外击之则鸣；劳欲情志，饮食炙博之火，自内攻之则亦鸣。"

A.《景岳全书》

B.《河间六书》

C.《内外伤辨惑论》

D.《医学心悟》

E.《医宗必读》

11. 在导致腰痛的外感诸邪中，最为关键的是

A. 风邪　　　　B. 寒邪

C. 湿邪　　　　D. 热邪

E. 燥邪

12. 内伤发热的辨证纲领应为

A. 以寒热为纲

B. 以气血阴阳为纲

C. 以虚实为纲

D. 以寒热虚实为纲

E. 以脏腑虚实为纲

13. 患者，男，40岁，腹部积块半年，硬痛不移，面暗消瘦，饮食不佳，体倦乏力，时有寒热，舌质紫，苔薄，脉细涩。应诊断为

A. 积证气滞血阻证

B. 积证瘀血内结证

C. 积证正虚瘀结证

D. 聚证肝气郁滞证

E. 聚证湿滞痰阻证

14. 下列哪一项属于中消的典型主症

A. 多食善饥　　B. 尿频量多

C. 烦渴多饮　　D. 口干舌燥

E. 舌边尖红，苔薄黄，脉洪数

15. 患者尿中夹砂石，排尿涩痛，或排尿时突然中断，尿道窘迫疼痛，少腹拘急，往往突发，一侧腰腹绞痛难忍，甚则牵及外阴，尿中带血，舌红，苔薄黄，脉弦或带数，首选方剂是

A. 无比山药丸　　B. 石韦散

C. 膏淋汤　　　　D. 八正散

E. 补中益气汤

16. 患者，女，3岁。壮热汗出，项背强直，手足挛急，时有角弓反张，腹满便结，口渴喜冷饮，舌质红，苔黄燥，脉弦数。其首选方剂是

A. 白虎汤合增液汤

B. 白虎汤合大承气汤

C. 白虎汤合小承气汤

D. 白虎汤合调胃承气汤

E. 白虎汤合增液承气汤

17. 治疗虚劳，要重视补益的脏腑是

A. 肺、脾　　　　B. 心、肾

C. 肝、肾　　　　D. 心、脾

E. 脾、肾

18. 难以鉴别支气管哮喘和心源性哮喘时，禁用药物是

A. 头孢菌素　　　B. 氨茶碱

C. 肾上腺素　　　D. 氨溴索

E. 多索茶碱

19. 患者，男，17岁。咳嗽咽痒，微有恶寒发热，舌苔薄白，其首选方剂是

A. 泻白散　　　　B. 桑菊饮

C. 杏苏散　　　　D. 止嗽散

E. 小青龙汤

20. 患者，女，50岁。哮喘日久，喉中轻度哮鸣，气短声低，稍劳即著，咳嗽痰多色白质稀，怕风易汗，纳少便溏，舌淡苔白，脉细弱，病情稳定时可选用的方剂是

A. 苏子降气汤　　B. 二陈汤

C. 三子养亲汤　　D. 蛤蚧定喘丸

E. 六君子汤

21. 患者初始纳少，腹胀，便溏，面色少华，逐渐出现四肢痿软无力，神疲倦

息，舌胖苔白，脉弱，宜选用的方剂是

  A. 加味二妙散   B. 清燥救肺汤

  C. 参苓白术散   D. 虎潜丸

  E. 补中益气汤

22. 患者头痛如裹，肢体困重，胸闷纳呆，大便溏，苔白腻，脉濡。证属

  A. 肝阳头痛证   B. 痰浊头痛证

  C. 风湿头痛证   D. 风热头痛证

  E. 瘀血头痛证

23. 呃声洪亮有力，口臭烦渴，苔黄燥，首先考虑为

  A. 肝热犯胃证   B. 津亏热结证

  C. 胃阴不足证   D. 湿热中阻证

  E. 胃火上逆证

24. 冠心病心肌梗死的中医病名是

  A. 脉痹   B. 真心痛

  C. 脾心痛   D. 胸痛

  E. 心痛

25. 患者，女，29岁。产后大便秘结难下，症见心悸气短，头晕目眩，唇舌色淡，苔白，脉细，首选方剂

  A. 黄芪汤   B. 润肠丸

  C. 济川煎   D. 当归补血汤

  E. 枳实导滞丸

二、多选题：每道试题由1个题干和5个备选答案组成，题干在前，选项在后。选项A、B、C、D、E中至少有2个正确答案。

26. 胃痛应与哪些病证相鉴别

  A. 胃痞   B. 真心痛

  C. 胁痛   D. 腹痛

  E. 呕吐

27. 郁证的发生，其主要受累脏腑是

  A. 心   B. 肺

  C. 肝   D. 脾

  E. 肾

28. 消渴并发白内障、雀目宜选用的方剂是

  A. 羊肝丸   B. 知柏地黄丸

  C. 六味地黄丸   D. 杞菊地黄丸

  E. 金匮肾气丸

29. 关于慢性浅表性胃炎的叙述，说法正确的是

  A. 幽门螺杆菌的分布与胃内炎症分布一致

  B. 主要病因为幽门螺杆菌感染

  C. 长期幽门螺杆菌感染可发展为慢性萎缩性胃炎

  D. 由幽门螺杆菌感染引起的胃炎多无症状

  E. 根除幽门螺杆菌可以预防胃癌的发生已被证实

30. 感冒轻证，或初起偏寒偏热俱不明显，仅稍有恶风、微热、头胀、鼻塞者，可予辛平轻剂，常用的药物有

  A. 麻黄   B. 桑叶

  C. 薄荷   D. 防风

  E. 荆芥

31. 胸痹心痛的诱因多见于

  A. 天气炎热   B. 过度劳累

  C. 饮食过饱   D. 天气寒冷

  E. 情绪激动

32. 关于狂证痰火扰神证病机的叙述，不正确的是

  A. 五志化火，痰随火升

  B. 肝郁化火，上扰心神

  C. 痰郁气结，蒙蔽神窍

  D. 气血俱衰，心神失养

  E. 痰热上扰清窍，神明昏乱

33. 疟疾应与哪些病证相鉴别

  A. 外感发热   B. 风温发热

  C. 悬饮发热   D. 淋证发热

E. 内伤发热

34. 痞满的特点包括
    A. 病变部位在脘腹部
    B. 按之柔软，触之无形
    C. 病发于腹，按之腹皮绷急
    D. 胀大如鼓，皮色苍黄，脉络暴露
    E. 心下痞塞，满闷不舒，外无胀形

35. 下列哪些是肺痈溃脓期的主症
    A. 胸中烦满而痛
    B. 咳吐脓血痰
    C. 气喘不能卧
    D. 身热面赤，烦渴多饮
    E. 舌红苔黄腻，脉滑数

36. 下列属于虚哮证临床表现的是
    A. 口唇、爪甲青紫
    B. 喉中哮鸣如鼾
    C. 声低、咳痰无力
    D. 气短息促、动则喘甚
    E. 舌红苔黄腻、脉滑数

37. 对癃闭的治疗除各种内服药物外，尚有的外治法包括
    A. 取嚏   B. 探吐
    C. 外敷   D. 导尿
    E. 针灸

38. 风湿热痹的治疗主方为
    A. 薏苡仁汤   B. 白虎加桂枝汤
    C. 双合汤   D. 防风汤
    E. 宣痹汤

39. 胸痹心痛的病机为本虚标实，虚实夹杂，标实指的是
    A. 气滞   B. 寒凝
    C. 痰浊   D. 阳虚
    E. 湿热

40. 郁证的病理变化主要包括
    A. 肝失疏泄   B. 脾失运化
    C. 心神失常   D. 气血失调

E. 阴虚火旺

41. 腹痛实证常见
    A. 寒邪内阻证   B. 瘀血内阻证
    C. 湿热壅滞证   D. 饮食积滞证
    E. 肝郁气滞证

42. 用逐水药治疗鼓胀的禁忌证有
    A. 鼓胀日久，正虚体弱
    B. 黄疸日渐加深或发热
    C. 有消化道溃疡，曾并发出血
    D. 或见出血倾向者
    E. 脉实有力，腹水不退

43. 中风阳闭的常见症状有
    A. 身热面赤
    B. 气粗鼻鼾
    C. 痰声如拽锯
    D. 舌红绛干，苔黄腻
    E. 舌体卷缩

44. 瘿病阴虚证的主症包括
    A. 心悸不宁   B. 两目干涩
    C. 手指颤动   D. 心烦少寐
    E. 头晕目眩

45. 以下属于诊断便秘常规检查的是
    A. 潜血试验   B. 大便常规
    C. 钡剂灌肠   D. 乙状直肠镜
    E. 肛门指诊

三、共用题干单选题：叙述一个以单一病人或家庭为中心的临床情景，提出2~6个相互独立的问题，问题可随病情的发展逐步增加部分新信息，每个问题只有1个正确答案，以考查临床综合能力。答题过程是不可逆的，即进入下一问后不能再返回修改所有前面的答案。

（46~49共用题干）

患者，女，28岁。产后1个月时因感冒而留下头痛，至今1年余，仍时有头痛，

时轻时重，外出遇风则痛发或加重，头痛隐隐，面色少华，汗出恶风，神疲乏力，舌淡，苔薄白，脉细弱。

46. 其诊断应为
    A. 风热头痛　　　B. 风湿头痛
    C. 肝阳头痛　　　D. 血虚头痛
    E. 痰浊头痛

47. 其治法是
    A. 疏风清热止痛
    B. 祛风胜湿
    C. 平肝潜阳
    D. 养血滋阴，和络止痛
    E. 健脾祛湿，化痰降逆

48. 其选方是
    A. 芎芷石膏汤　　B. 羌活胜湿汤
    C. 天麻钩藤饮　　D. 加味四物汤
    E. 半夏白术天麻汤

49. 若见乏力气短，神疲懒言，汗出恶风者，可选加
    A. 五味子、人参
    B. 山药、白术、五味子
    C. 黄芪、防风、白术
    D. 党参、白术、黄芪
    E. 浮小麦、麻黄根

(50～54 共用题干)
　　患者，男，63 岁。头摇肢颤 5 年余，筋脉拘挛，畏寒肢冷，四肢麻木，心悸懒言，动则气短，自汗，小便清长，舌质淡，苔薄白，脉沉迟无力。

50. 应辨证为
    A. 阳气虚衰证　　B. 肾阳虚证
    C. 脾肾阳虚证　　D. 肾阴虚证
    E. 脾气虚证

51. 治法为
    A. 健脾益肾，舒筋活络
    B. 滋阴补肾，濡养筋脉

C. 补肾助阳，温煦筋脉
D. 健脾益气，以养筋脉
E. 温补肾阳

52. 代表方剂是
    A. 六味地黄丸　　B. 大补元煎
    C. 归脾汤　　　　D. 金匮肾气丸
    E. 地黄饮子

53. 若患者大便稀清较著，可加用
    A. 补骨脂、肉豆蔻
    B. 干姜、肉豆蔻
    C. 肉桂、干姜
    D. 肉桂、吴茱萸
    E. 五味子、吴茱萸

54. 若出现心悸，可加用
    A. 茯神、远志
    B. 远志、柏子仁
    C. 酸枣仁、柏子仁
    D. 朱砂、磁石
    E. 龙骨、牡蛎

(55～57 共用题干)
　　患者，男，43 岁，1 日来，尿道疼痛，排尿中断，尿血，腹腰绞痛，舌红苔黄，脉弦数。

55. 应当诊断为
    A. 石淋　　　　　B. 热淋
    C. 气淋　　　　　D. 寒淋
    E. 劳淋

56. 治疗应首选的方剂是
    A. 四磨饮子　　　B. 石韦散
    C. 小蓟饮子　　　D. 八正散
    E. 沉香散

57. 治疗失当，久患淋证不愈，现又见恶寒发热、鼻塞流涕、咳嗽、咽痛，可配合运用的治法是
    A. 辛温解表发汗
    B. 辛寒清气

C. 辛凉解表发汗

D. 清热解毒

E. 苦寒清热

（58～61 共用题干）

患者，女，46岁，患慢性肝炎8年，期间病情时轻时重，形体消瘦，体质渐虚。现症见腹大胀满，形似蛙腹，朝宽暮急，面色苍黄，晦暗不泽，脘闷纳呆，神倦怯寒，肢冷浮肿，小便短少不利，舌体胖，质紫，苔白润，脉沉细无力。

58. 其诊断是

    A. 鼓胀脾肾阳虚证

    B. 鼓胀水湿困脾证

    C. 鼓胀瘀结水留证

    D. 鼓胀阴虚水停证

    E. 鼓胀水热蕴结证

59. 其治法是

    A. 温中健脾，行气利水

    B. 温补脾肾，化气利水

    C. 清热利湿，攻下逐水

    D. 活血化瘀，行气利水

    E. 滋肾柔肝，养阴利水

60. 首选方是

    A. 中满分消丸　　B. 调营饮

    C. 实脾饮　　D. 附子理苓汤

    E. 六味地黄丸

61. 服上方10天后，小便量多，腹胀减轻，但仍纳少便溏，神疲乏力，上方可加

    A. 车前子、五味子

    B. 肉桂、仙茅

    C. 补骨脂、炒山楂

    D. 黄芪、山药、薏苡仁、扁豆

    E. 吴茱萸、诃子

（62～65 共用题干）

患者，男，54岁，半年来呃逆喉间呃声洪亮有力，伴口臭，烦渴，喜冷饮，脘腹满闷，大便偏干，小便短赤，苔黄燥，脉滑数。

62. 其辨证为

    A. 湿热中阻证　　B. 气机郁滞证

    C. 饮食积滞证　　D. 胃火上逆证

    E. 胃阴不足证

63. 治法为

    A. 清胃泄热，降逆止呃

    B. 顺气解郁，和胃降逆

    C. 消食导滞，和胃降逆

    D. 温中散寒，降逆止呃

    E. 养胃生津，降逆止呕

64. 宜选何方

    A. 葛根芩连汤加减

    B. 丁香散加减

    C. 大承气汤加减

    D. 玉女煎加减

    E. 竹叶石膏汤加减

65. 若兼痞满便秘应

    A. 改用大承气汤

    B. 加火麻仁、郁李仁

    C. 改用小承气汤

    D. 合用小承气汤

    E. 合用五磨饮子

四、案例分析题：每道案例分析题3～12问。每问的备选答案至少6个，最多12个，正确答案的个数不定。考生每选对一个正确答案给1个得分点，选错一个扣1个得分点，直至扣至本问得分为0，即不含得负分。案例分析题的答题过程是不可逆的，即进入下一问后不能再返回修改所有前面的答案。

（66～68 共用题干）

汤剂是方剂在临床最为常用的剂型，

准备汤剂时应根据药物的性质以及病情的特点采取适当的煎煮方法，否则就有可能影响临床疗效。

66. 煎煮汤剂时，煎药用具不宜选择
- A. 瓦罐
- B. 砂锅
- C. 铜器
- D. 铁锅
- E. 搪瓷器皿
- F. 铝锅

67. 解表剂在煎煮时应当
- A. 煎煮时间宜长
- B. 其火宜急
- C. 水量要多
- D. 时间宜短
- E. 其火宜慢
- F. 水量宜少

68. 入汤剂不宜先煎的药物是
- A. 薄荷
- B. 附子
- C. 牡蛎
- D. 紫石英
- E. 水牛角
- F. 灶心土

(69～71 共用题干)

患者，女，16岁。"癫痫"病史半年。发作时昏仆，抽搐，吐涎。病情较轻时10天左右发作1次，严重时每日发作，现患者急躁易怒，心烦失眠，口苦咽干，目赤，大便偏干，小便黄赤。舌红，苔黄腻，脉弦滑。

69. 痫证别名有
- A. 痉证
- B. 癫狂
- C. 中风
- D. 厥证
- E. 羊角风
- F. 郁证

70. 不是痫证与痉证鉴别要点的是
- A. 有无神识丧失
- B. 是否突然发作
- C. 发作后有无后遗症
- D. 是不是发作性神志异常疾病
- E. 有无项背强直、角弓反张症状
- F. 是否有口吐涎沫、病作怪叫

71. 本病的证型与治法为
- A. 风痰闭阻证
- B. 痰火扰神证

- C. 清热泻火
- D. 痰浊蒙窍证
- E. 痰气郁结证
- F. 化痰开窍

(72～77 共用题干)

患者，男，64岁。因反复水肿8余年，加重2日来诊。患者8余年前开始出现水肿，反复发作，未予系统治疗，平日水肿腰以下为甚，按之凹陷不起，小便短少，腰部冷痛，四肢畏寒，纳呆便溏。3日前出现水肿剧增，小便更少，低热，肢节酸痛，恶寒，舌质淡、体胖，苔白，脉沉迟无力。

72. 目前该患者应考虑为
- A. 阳水，风水泛滥，气化不利
- B. 阴水，肾阳虚衰，复感外邪
- C. 阳水，水湿浸渍，气化不利
- D. 阴水，脾肾阳虚，复感外邪
- E. 阳水，风水泛滥，肾阳虚衰
- F. 阳水，湿热内盛，三焦壅滞

73. 此时宜用的治法有
- A. 疏风散寒
- B. 散风清热
- C. 宣肺行水
- D. 攻逐水饮
- E. 温补脾肾
- F. 清泄肺热

74. 该患者可采用加减治疗的方药为
- A. 实脾饮
- B. 真武汤
- C. 越婢汤
- D. 十枣汤
- E. 五皮散
- F. 清肺饮

75. 该患者病情缠绵，水肿顽固难愈，舌质淡暗，脉沉涩。宜加用治疗的药物为
- A. 桃仁、红花
- B. 泽兰、益母草
- C. 甘遂、芫花
- D. 三棱、莪术
- E. 大黄、丹参
- F. 桑白皮、鱼腥草

76. 该患者病至后期，面浮身肿，无尿，又出现神倦欲睡，泛恶，口有尿味。应考虑为
- A. 阳损及阴，阴阳离决

B. 肾气衰惫，气化无力

C. 阳气衰极，浊阴不降

D. 脾阳不振，水湿中阻

E. 水湿浸渍，清窍失养

F. 肝失疏泄，气滞膀胱

77. 此时，应考虑在温肾扶阳的基础上加用的治法是

A. 醒神开窍   B. 攻逐水饮

C. 解毒降浊   D. 降逆止呕

E. 宣肺利水   F. 清热利湿

（78～80 共用题干）

患者，男，68 岁。胸闷气喘，咳嗽，咳痰黄稠、量多，舌红，苔黄腻，脉滑数。

78. 病位在

A. 心   B. 肺

C. 肝   D. 脾

E. 肾   F. 膀胱

79. 其证型是

A. 痰热蕴肺证   B. 燥邪犯肺证

C. 风热犯表证   D. 肺热炽盛证

E. 风热犯肺证   F. 寒痰阻肺证

80. 其治法应为

A. 温补阳气   B. 燥湿化痰

C. 清热化痰   D. 清肝泻火

E. 滋阴降火   F. 下气止咳

（81～83 共用题干）

患者，女，72 岁。3 个月前突发昏仆，不省人事，牙关紧闭，口噤不开，两手握固，大小便闭，肢体强痉，血压 210/120mmHg，体温 38.2℃，急送医院救治，后症状好转。现症见口角㖞斜，舌强语謇，半身不遂，肢体麻木，苔滑腻，舌暗紫，脉弦滑。

81. 本病要注意与哪些疾病鉴别

A. 脑梗死

B. 脑出血

C. 癫痫

D. 晕厥

E. 蛛网膜下腔出血

F. 短暂性脑缺血发作

82. 患者刚发病时的治法及方药应为

A. 息风清火   B. 豁痰开窍

C. 化痰息风   D. 涤痰汤

E. 羚角钩藤汤   F. 桃仁承气汤

83. 中风的基本病机是

A. 心火上炎   B. 肝肾阴虚

C. 脾失健运   D. 气血逆乱

E. 阴阳失调   F. 阴阳不相顺接

（84～86 共用题干）

患者头痛且空，眩晕耳鸣，腰膝酸软，神疲乏力，舌红少苔，脉细无力。

84. 其治法应是

A. 养血滋阴   B. 养阴补肾

C. 滋阴清热   D. 填精生髓

E. 和络止痛   F. 活血化瘀

85. 若患者头痛畏寒，四肢不温，腰酸无力，舌淡，脉细无力，宜选用的方剂是

A. 左归丸   B. 右归丸

C. 金匮肾气丸   D. 大补元煎

E. 知柏地黄丸   F. 通窍活血汤

86. 若患者表现为偏头痛，一侧头痛，或左或右，其治法应是

A. 清热利湿   B. 活血化瘀

C. 平肝清热   D. 养血滋阴

E. 息风通络   F. 健脾燥湿

（87～92 共用题干）

患者，女，20 岁。1 日前食海鲜，次日起咳嗽，喉间痰鸣，气促，不能平卧，咳痰黄稠，烦闷，汗出，面赤，口渴喜饮。舌质红，苔黄腻。既往有类似发作史 10 年余。

87. 该患者应考虑为何病证
    A. 喘证痰热蕴肺证
    B. 哮病发作期，热盛伤阴
    C. 哮病发作期，表寒里热
    D. 哮病发作期，痰气壅实
    E. 哮病发作期，热哮痰热壅肺证
    F. 喘证风寒壅肺证

88. 该患者在辨证时，应抓的主症有
    A. 喉间痰鸣
    B. 汗出
    C. 烦闷
    D. 咳痰黄稠
    E. 面赤
    F. 口渴喜饮
    G. 舌质红，苔黄腻
    H. 脉滑数

89. 此时的治法应为
    A. 清热化痰，养阴敛肺
    B. 清泄痰热，纳气定喘
    C. 清泄痰热，肃肺止咳
    D. 清热宣肺，化痰定喘
    E. 解表散寒，清热化痰
    F. 祛风涤痰，降气平喘

90. 目前最宜采用的方药有
    A. 三子养亲汤合葶苈大枣泻肺汤
    B. 二陈汤合三子养亲汤
    C. 定喘汤
    D. 麻杏石膏汤
    E. 射干麻黄汤
    F. 苏子降气汤

91. 患者咳痰稠黄，可加用以下哪些药物
    A. 知母   B. 陈皮
    C. 鱼腥草   D. 海蛤壳
    E. 射干   F. 黄芪

92. 该患者在病情平稳后，在护理方面要注意的问题有
    A. 注意血压、脉搏的变化

B. 进食肉类与甜食以增加营养
    C. 避免情绪刺激
    D. 注意休息，不能劳累
    E. 适当体育锻炼
    F. 顺应气候变化，注意增减衣服

(93~100 共用题干)

患者，男，37岁。主诉：发热时高时低20余日。现病史：患者20多日前由于参加劳动过度疲劳，汗出后出现发热，伴有周身酸楚等症状，经某医院治疗后周身酸痛消失，但低热一直不退，今前来就诊，现症见：发热不退，热势时高时低，乏力气短，懒言自汗，食少便溏，舌质淡，苔薄白，脉细弱。患者平素易于感冒。

93. 本病的辨证应考虑为
    A. 血虚发热证   B. 阴虚发热证
    C. 湿阻发热证   D. 阳虚发热证
    E. 气虚发热证   F. 气郁发热

94. 气虚发热证常见的表现有
    A. 发热常在劳累后发作或加剧
    B. 午后或夜间发热
    C. 自汗，易于感冒
    D. 气短懒言
    E. 舌淡少苔脉细数
    F. 食少便溏

95. 本病可选用补中益气汤进行治疗，其包括的药物有
    A. 黄芪   B. 人参
    C. 升麻   D. 柴胡
    E. 白术   F. 当归
    G. 芍药   H. 茯苓

96. 补中益气汤可以治疗的病证有
    A. 脱肛中气下陷证
    B. 气虚发热证
    C. 呕吐胃阴不足证
    D. 泄泻脾胃虚弱证
    E. 腹痛中虚脏寒证

F. 虚劳气虚下陷证

97. 祖国医学中最早提出了"内伤发热"
    这一病名的医著是
    A.《证治汇补》
    B.《脾胃论》
    C.《内外伤辨惑论》
    D.《症因脉治》
    E.《黄帝内经》
    F.《小儿药证直诀》

98. 内伤发热的辨证要点包括
    A. 辨阴阳　　　B. 辨轻重
    C. 辨寒热　　　D. 辨虚实

E. 辨标本缓急　　F. 辨病位

99. 内伤发热临床辨证分型有哪些
    A. 肝郁　　　B. 阳虚
    C. 血瘀　　　D. 痰湿
    E. 气虚　　　F. 血虚
    G. 阴虚　　　H. 脾虚
    I. 肾虚

100. 内伤发热与外感发热的辨别要点有
    A. 年龄大小　　B. 病程长短
    C. 发病原因　　D. 性别不同
    E. 起病急缓　　F. 热势高低

高级卫生专业技术资格考试用书

中医内科学全真模拟试卷与解析

（副主任医师/主任医师）

答案解析

英腾教育高级职称教研组　编写

中国健康传媒集团

中国医药科技出版社

目 录

全真模拟试卷（一）答案解析

一、单选题

1. A 呃逆的治疗措施：①导引法：口含水，并将手指掩住耳鼻，然后吞下温开水，稍等片刻放开手指，如一次不效，可行 2~3 次。《内经》：闭口鼻之气，使之无息，哕可止。缘于闭口鼻暂停呼吸，则肺气下降，胃气因而随之下降，故呃逆可止。②取嚏法：取纸捻捅鼻取嚏即止，或以草刺鼻取嚏，气达而哕可止，操作简便（因肺开窍于鼻，嚏则肺气和利，肺气宣通，肃降有权，呃逆自止）。③转移法：以他事惊之，哕可止。缘于惊恐之，则上焦闭，其气下行，故气逆可平。④穴位按压法：指压内关穴或睛明穴约 10 分钟，呃逆可止。⑤针灸。⑥穴位注射法：双侧足三里注射胃复安 1~2ml。⑦探吐：吐法之一。

2. C 喘证的发病部位主要在肺和肾。因肺为气之主，司呼吸，外合皮毛，内为五脏华盖，为气机出入升降之枢纽。肺的宣肃功能正常，则吐浊吸清，呼吸调匀。肾主摄纳，有助于肺气肃降，故有"喘由外感治肺，由内伤治肾"之说。

3. C 阴虚感冒症状包括身热，微恶风寒，少汗，头昏，心烦，口干，干咳少痰，舌红少苔，脉细数。证机概要为阴亏津少，外受风热，表卫失和。治法为滋阴解表。代表方为加减葳蕤汤。本方滋阴解表，适用于体虚感冒，头痛身热，微恶风寒，汗少，咳嗽咽干，舌红脉数等症。

4. E 患者胁肋隐痛，绵绵不已，辨病为胁痛。遇劳加重，口干咽燥，两目干涩，心中烦热，头晕目眩，舌红少苔，脉弦细数，辨证为肝阴不足证。瘀血阻络证症状为胁肋刺痛，痛处固定而拒按，疼痛持续不已，入夜尤甚，或胁下有积块，或面色晦暗，舌质紫暗，脉沉弦。肝气郁结证症状为胁肋胀痛，走窜不定，甚则连及胸肩背，且情志不舒则痛增，胸闷，善太息，得嗳气则舒，饮食减少，脘腹胀满，舌苔薄白，脉弦。

5. D 噎膈气虚阳微证症状是吞咽受阻，饮食不下，泛吐涎沫，面浮足肿，面色㿠白，形寒气短，精神疲惫，腹胀便溏，舌质淡，苔白，脉细弱。代表方为补气运脾汤加减。肾阳虚明显者，可用右归丸或加附子、肉桂、鹿角胶、肉苁蓉温补肾阳。痰气交阻证选启膈散。

6. B 胃痛的病位主要在胃，不论外感、内伤及胃，均可导致"不通则痛"或"不荣则痛"。从五行生克关系来看，胃与肝的关系最为密切，所谓"见肝之病，知肝传脾（胃）"。肝木偏旺或土虚木乘或土壅木郁均可致肝胃不和而生胃痛。胃与脾互为表里，共主升降，胃与脾相互影响，在致病上也有因果关系。

7. E 水为阴邪，赖阳气以化之。温补脾肾是一种治疗水肿日久，脾肾阳虚证的方法。脾肾阳虚临床主要表现为腰酸肢冷、饮食不化、畏寒、尿频或小便不利、水肿、五更泄泻等。由于脾肾阳气在生理上的相互滋生和病理上的影响，临床上脾阳虚可导致肾阳虚，肾阳虚多伴有脾阳虚，如脾肾两虚，一般宜用利水渗湿配温补脾肾药双补。

8. E 本病主要为先天或后天因素造

成的脏腑功能失调，脏气不平，阴阳失衡而致气机逆乱，风火痰瘀等邪气闭塞清窍而发病，其基本病机为气机逆乱，元神失控。

9. E 患者少腹疼痛，痛势较剧，辨病为腹痛；痛如针刺，痛处固定，甚则腹有包块，经久不愈，舌质紫暗，脉细涩，辨证为瘀血内停证。证机概要为瘀血内停，气机阻滞，脉络不通。治法是活血化瘀，和络止痛。代表方是少腹逐瘀汤加减。本方有活血祛瘀、理气止痛之效，适用于腹痛如针刺、痛有定处的血瘀证。

10. A 喘证的严重阶段，不但肺肾俱虚，在孤阳欲脱之时，每多影响到心。因心脉上通于肺，肺主治理调节心血的运行，宗气贯心肺而行呼吸，肾脉上络于心，心肾相互既济，心阳根于命门之火，心脏阳气的盛衰，与先天肾气及后天呼吸之气皆有密切关系。故肺肾俱虚，亦可导致心气、心阳衰惫，鼓动血脉无力，血行瘀滞，面色、唇舌、指甲青紫，甚至出现喘脱，亡阴，亡阳的危重局面。

11. C 黄疸的病因包括外感和内伤两个方面，外感多属湿热疫毒，内伤常与饮食、劳倦、病后有关。黄疸的病机关键是湿邪，由于湿邪困遏脾胃，壅塞肝胆，疏泄失常，胆汁泛溢而发生黄疸。

12. B 痫证的基本病机为气机逆乱，元神失控。病因主要为先天或后天因素造成脏腑功能失调，脏气不平，阴阳失衡而致气机逆乱，风、火、痰、瘀等邪实闭塞清窍，病理因素涉及风、火、痰、瘀等，其中尤以痰邪作祟最为重要。

13. E 鼓胀系指肝病日久，肝脾肾功能失调，气滞、血瘀、水停于腹中所导致的腹部胀大如鼓的一类病证，临床以腹大胀满，绷急如鼓，皮色苍黄，脉络显露为特征，故名鼓胀。水肿主要为肺、脾、肾功能失调，水湿泛溢肌肤。其浮肿多从眼睑开始，继则延及头面及肢体，或下肢先肿，后及全身，每见面色㿠白、腰酸倦怠等，水肿较甚者亦可伴见腹水。积聚虽常相兼为患，然病机、主症皆有不同。聚证病在气分，多属于腑，病机以气机逆乱为主，腹内结块望之有形，但按之无块，聚散无常，痛无定处；积证则病在血分，多属于脏，病机以痰凝血瘀为主，腹内结块望之可无形，但触之有积块，固定不移，痛有定处。胁痛是指由于肝络失和所致，以一侧或两侧胁肋部疼痛为主要表现的病证，是临床上比较多见的一种自觉症状。黄疸是指因外感湿热疫毒，内伤饮食、劳倦或病后，导致湿邪困遏脾胃，壅塞肝胆，疏泄失常，胆汁泛溢，或血败不华于色，引发以目黄、身黄、小便黄为主症的一种病证。其中目睛黄染是本病的重要特征。

14. E 胃痛瘀血停胃证症状包括胃脘刺痛，痛有定处，按之痛甚，疼痛延久屡发，食后加剧，入夜尤甚，甚或出现黑便或呕血，舌质紫暗或有瘀斑，脉涩。证机概要为瘀阻胃络，脉络壅滞。治法为化瘀通络，理气和胃。代表方为失笑散合丹参饮加减。前方活血行瘀，散结止痛，治瘀血内阻之胃痛。后方调气化瘀，治气滞血瘀之胃痛。

15. A 黄帝问于歧伯曰："夫百病之始生也，皆于风雨寒暑，清湿喜怒，喜怒不节则伤脏，风雨则…留而不去，则传舍于经，在经之时，洒淅喜惊。"

16. D 痴呆的首发症状是记忆力减退，先表现为近期记忆力减退，进而表现为长期记忆力减退。

17. B 胃阴亏虚之胃痛的主要症状是胃痛隐隐，口燥咽干，大便干结，舌红少津，脉细数。

18. E 用胰岛素纠正高血糖，使血糖下降速度过快，或山梨醇代谢过慢，导致脑渗透压下降较慢及不平衡，形成明显渗透压梯度，产生脑水肿，诱发突然昏迷。

19. A 患者胸膈疼痛，食物水液不能咽下，病属噎膈；疼痛固定不移，肌肤甲错；面色晦滞，舌质紫暗，脉细涩，辨证当为瘀血内结证。治疗当滋阴养血，破结行瘀。

20. D 依据题干辨病为心悸。手足心热，耳鸣腰酸，舌红少苔，脉细数皆为阴虚表现，因此当辨为阴虚火旺证。

21. B 患者劳累后出现面浮肿，尿少，辨病为水肿，由患者胸脘痞闷，纳呆心悸，可知水肿由脏腑亏损引起，辨为阴水。由患者怕冷、脉沉细可辨为阳虚证。由患者肺胀病史 15 年，现呼吸喘促难续，可知患者肾气虚损，肾不纳气。综上，可辨为水肿肾阳衰微证。治法当温肾助阳，化气行水。治疗首选真武汤。济生肾气丸温肾利水消肿；实脾饮温阳行气利水；参附汤大补元气；金匮肾气丸温补肾阳，化气行水。

22. E 石膏清热泻火，除烦止渴；知母清热泻火，生津润燥；生地清热、凉血、生津；玄参凉血滋阴，泻火解毒；栀子泻火除烦，清利湿热，凉血解毒。

23. D 患者呃声洪亮有力，冲逆而出，辨病为呃逆。口臭烦渴，多喜冷饮，脘腹满闷，大便秘结，小便短赤，苔黄燥，脉滑数。辨证为胃火上逆证。证机概要为热积胃肠，腑气不畅，胃火上冲。治法为清胃泻热，降逆止呃。代表方是竹叶石膏汤加减，本方清热生津，和胃降逆，用于治疗呃声洪亮、口臭烦渴、喜冷饮等证。胃中寒冷证代表方丁香散加减。

24. A 依据题干辨病为咳嗽，病位在肺，肺系疾病日久，迁延不愈，耗气伤阴，则午后手足心热，皮肤干灼，或有盗汗，舌质红苔薄，脉细数；肺气虚不能布津而成痰，肺阴虚而虚火灼津为痰，则咳少量黏痰，有时痰中带血，胸部隐痛，辨证为肺阴亏虚证。

25. A 《黄帝内经素问·通评虚实论》："邪气盛则实，精气夺则虚。"

26. D 肺胀阳虚水泛证治法为温肾健脾、化饮利水。真武汤温阳利水，补肾壮阳；五苓散温阳化气，利湿行水，配合真武汤加强利尿消肿作用。二陈汤燥湿化痰；桑菊饮疏风清热，宣肺止咳；苓桂术甘汤温阳化饮，健脾和中；葶苈大枣泻肺汤泻肺平喘。

二、多选题

27. ABCD 血府逐瘀汤（《医林改错》）的组成：当归、生地黄、桃仁、红花、枳壳、赤芍、柴胡、甘草、桔梗、川芎、牛膝。

28. ABC 依据患者属中风，现症见口角歪斜，伸舌偏向一侧，舌强不语，半身不遂，肢体麻木，可辨为中风中经络证。结合舌脉象，舌苔滑腻，脉弦滑提示风痰上扰；舌质暗紫提示肝阳化风，痹阻经脉。故辨为风痰阻络证。故治当搜风化痰，行瘀通络，选方解语丹息风，化痰，开窍。

29. ABCD 阳水多由风邪、疮毒、水湿引起。发病较急，每成于数日之间，肿多由面目开始，自上而下，继及全身，肿处皮肤绷急光亮，按之凹陷，旋即复起，兼有风寒、风热等表证，病在肺、脾，属表证、实证，一般病程较短；证型有风水相搏证、水湿浸渍证、湿毒浸淫证、湿热壅盛证。

30. ABCD 暑湿感冒主要症状包括夏令发热，汗出热不解，微恶风，汗少，肢体酸重或疼痛，头昏重胀痛，咳嗽痰黏，鼻流浊涕，心烦口渴，或口中黏腻，渴不多饮，胸闷脘痞，泛恶，腹胀，大便或溏，小便短赤，舌苔薄黄而腻，脉濡数。无汗头痛，肢节酸痛为风寒束表证的表现。

31. ACDE 遗精肾元不固证临床表现为遗精频作，多为无梦而遗，甚而滑精不禁；伴见头昏，腰膝酸软，形寒肢冷，面色㿠白，阳痿早泄，精液清冷，夜尿清长；舌质淡胖而嫩，苔白滑，脉沉细。治法是补肾益精，固涩止遗。代表方为金锁固精丸。

32. ABCE 患者心胸部隐痛阵作，辨病当为胸痹。心气不足，鼓动血液无力，心脉失养，故胸痛隐隐，时作时休；汗为心液，心气不足则自汗出，气喘加重，倦怠乏力，舌体较胖边有齿痕，脉细亦提示气阴不足，故患者为胸痹之气阴不足证。治以益气养阴，活血通络。生脉散可益气养阴，人参养荣汤益气补血、养心安神，酌加活血之药，可活血通络，需注意，血府逐瘀汤虽能活血化瘀，行气止痛，但其主治胸中瘀血证，为实证。该患者病机属虚，故排除。

33. ABC 鼓胀脾肾阳虚证治宜温补脾肾，化气行水。附子理中汤可温中健脾；五苓散为祛湿剂，具有温阳化气、利湿行水之功效；济生肾气丸为补益剂，具有温肾化气，利水消肿之功效。故治疗鼓胀脾肾阳虚证的代表方有附子理中汤合五苓散、济生肾气丸。需注意济生肾气丸是在金匮肾气丸的基础上加了车前子和牛膝，主要有温肾化气，利水消肿的功效。济生肾气丸利尿消肿功效较强；用于治疗肾虚水肿，腰膝酸软，小便不利，畏寒肢冷等症。

34. ACE 由患者低热经年可辨为内伤发热。当气机郁滞，发挥推动、兴奋、升发、温煦作用的阳气便会壅滞而发热。气郁发热多为低热或潮热，与情绪波动有

关。患者精神抑郁，热势随情绪波动而起伏，胁肋胀满，烦躁易怒，口干而苦，纳食减少，舌红，苔黄，脉弦数。辨证为气郁发热证。治宜疏肝理气，解郁泻热。丹栀逍遥散可养血健脾，疏肝清热，故常选用。需注意小柴胡汤为和解剂，具有和解少阳之功效，主治伤寒少阳病证。归脾汤为补益剂，具有益气补血，健脾养心之功效，主治心脾气血两虚证。小柴胡汤与归脾汤不适用于气郁发热证。

35. AC 冷哮病机属寒痰伏肺，遇感触发，痰升气阻，肺失宣畅。故治当宣肺散寒，化痰平喘。选方射干麻黄汤、小青龙汤加减。两方皆能温肺化饮、止哮平喘，前者长于降逆平哮，用于哮鸣喘咳，表证不著者，后方解表散寒力强，用于表寒里饮，寒象较重者。

36. ABCDE 癃闭的基本病机为肾与膀胱气化功能失调，尿液的生成或排泄障碍。外感或内生湿热之邪侵犯膀胱，阻滞气机，导致膀胱气化不利，证属湿热蕴结；温热毒邪犯肺，肺燥津伤，通调失职，上源枯竭，则尿液生成不足，证属肺热气壅；若饮食不节，损伤脾胃，气虚下陷，清阳不升，浊阴不降，致膀胱气化无力，证属脾气不升；若肝郁气滞，疏泄失职，致膀胱气化不利，证属肝郁气滞；若积块、砂石、瘀血、败精阻塞尿道，则膀胱气化受阻，证属浊瘀阻塞；若劳倦太过，或久病体虚，或年老体弱，或水肿等病日久，致脾肾阳气虚衰，膀胱气化无力，证属肾阳衰惫。

37. AE 胸痹辨证要点：①辨标本虚实。胸痹总属本虚标实之证，本虚常见气虚、气阴两虚及阳气虚衰，标实则有寒凝、血瘀、气滞、痰浊、热蕴等不同。②辨病情轻重。疼痛持续时间短暂，瞬息即逝者，病情较轻；持续时间长，反复发作者，病

情较重；持续数小时甚至数日不休者，常为重症或危候。

38. ABC 眩晕的辨证要点：①辨相关脏腑，眩晕乃虚风内动、清窍不宁或清阳不升，脑窍失养所致，其病位在脑，与肝、脾、肾三脏功能失调相关，但与肝关系尤为密切。②辨虚实标本，凡眩晕反复发作，症状较轻，遇劳即发，伴两目干涩、腰膝酸软，或面色㿠白、神疲乏力、形体羸弱、脉偏细弱者，多属虚证，由肾精不足或气血亏虚所致。③辨缓急轻重，眩晕的病势缓急不一。因虚而发者，病势绵绵，症状较轻，多见于久病、老人及体虚之人；因实而发者，病势急骤，症状较重，多见于初病及壮年、肥人。

39. ABCD 中风是以猝然昏仆，不省人事，半身不遂，口舌歪斜，言语不利为主症的一类疾病；病轻者可无昏仆而仅见口舌歪斜或半身不遂等症状。

40. ABC 气淋实证的常见症状：小便涩滞，淋沥不宣，少腹胀满疼痛，苔薄白，脉弦。热淋表现为小便频数短涩，灼热刺痛，溺色黄赤，少腹拘急胀痛；劳淋表现为小便不甚赤涩，溺痛不甚，但淋沥不已，时作时止，遇劳即发。

41. BC 由腹大胀满，形似蛙腹，可辨病为鼓胀。脾肾阳虚，气机不畅，故腹大胀满，形似蛙腹；病邪久羁，肝脾肾败伤，则面色苍黄或㿠白；脾阳虚弱，不能运化水谷，则脘闷纳呆；阳气不能温养敷布全身，则神倦怯寒，肢冷。水湿溢于肌肤则浮肿，肾阳虚气化不利则小便短少不利；舌体胖质紫，苔淡白，脉沉细无力为脾肾阳虚之象。综上，可辨为鼓胀之脾肾阳虚证。故治以温补脾肾，化气利水。方选附子理苓汤或济生肾气丸。

42. DE 痞满以患者自觉脘腹满闷不舒、痞塞不通为主要症状，但腹部没有气聚胀急之形，更不能扪及坚积包块，此为和积聚相区别之要点。

43. AB 由题干下痢无度、饮食不进可辨为噤口痢。肢冷脉微提示阳气虚衰，宜用独参汤大补元气，参附汤益气回阳，救脱。

44. CD 心悸的病理性质主要有虚实两方面，心悸的发生多因体质虚弱、饮食劳倦、七情所伤、感受外邪及药食不当等，以致气血阴阳亏损，心神失养，或痰、饮、火、瘀阻滞心脉，扰乱心神。虚实之间可以相互转化。其中心阳虚衰或肝失疏泄或肺气亏虚均可导致血瘀，发为心悸；脾失健运或肾阳虚衰则痰湿内生，发为心悸。故痰饮、瘀血既为病理产物又为病因产物。

45. AC 明·张景岳《景岳全书·不寐》谓："不寐证虽病有不一，然唯知邪正二字则尽之矣。盖寐本乎阴，神其主也，神安则寐，神不安则不寐，其所以不安者，一由邪气之扰，一由营气之不足耳。有邪者多实证，无邪者皆虚证。"将不寐病机概括为有邪、无邪两种类型。

46. ABDE 聚证是以腹中结块，或痛或胀，聚散无常，痛无定处为主要临床特征的一类病证，聚在气分，为腑病。

三、共用题干单选题

47. B 该患者胃脘胀闷，痛连两胁，胃痛为重，辨病为胃痛，且其发病与情绪相关，兼见太息、胸闷嗳气等，此乃肝气郁结，横逆犯胃，胃气阻滞所致，故辨为肝气犯胃证。

48. A 该患者病机为肝气郁结，横逆犯胃，胃气阻滞，故治当疏肝和胃，理气止痛。

49. C 柴胡疏肝散具有疏肝理气的作用，用于治疗胃痛胀闷、攻撑连胁之证。其中柴胡、川芎、香附、陈皮散郁和中；白芍、甘草缓急止痛；枳壳、佛手、绿萼梅理气解郁而不伤阴。

50. A 热秘临床表现包括大便干结，腹胀或痛，口干口臭，面红心烦，或有身热，小便短赤，舌质红，苔黄燥，脉滑数。

51. D 便秘治疗当分虚实而治，实证邪滞大肠，腑气闭塞不通。其原则以祛邪为主，据热、冷、气秘之不同，分别施以泻热、温通、理气之法，辅以导滞之品，标本兼治，邪去便通。故便秘之热秘治宜泻热导滞，润肠通便。

52. E 便秘之热秘，方选麻子仁丸，方中大黄、枳实、厚朴通腑泄热；火麻仁、杏仁润肠通便；芍药养阴和营。

53. B 肺痨是以咳嗽、咯血、潮热、盗汗及身体逐渐消瘦为主要表现的病症。由于患者"咯血反复发作一月，咳呛气急"可辨为肺痨。肺虚及肾，肾阴亏耗，肺肾阴伤，虚火灼津，炼液成痰，故痰少质黏色黄；虚火灼伤肺络，故咯血反复，血色鲜红；阴虚火旺则午后潮热，五心烦热；虚火迫津外泄则盗汗；肾阴不足，心肝火旺则口干；阴精耗损，不能充养身体，则消瘦，余皆为阴虚火旺之象。故辨为肺痨阴虚火旺证。

54. E 肺痨之阴虚火旺证，方选百合固金丸合秦艽鳖甲散，前方养阴润肺，化痰止咳；后方滋阴清热除蒸。

55. B 咯血不止，且紫暗成块，伴有胸痛，此为有瘀，宜用三七粉、血余炭，活血化瘀止血。

56. C 由患者尿血鲜红可判断为尿血。小便黄赤灼热，尿血鲜红，伴心烦口渴，面赤口疮，夜寐不安，舌质红，脉数。提示热伤阴络，血渗膀胱，故辨为尿血之下焦湿热证。

57. E 下焦湿热，灼伤膀胱之脉络，故尿血鲜红；膀胱热盛，煎灼尿液，故小便黄赤灼热；热扰神明则心烦；热盛伤津

则口渴；火热上炎则口舌生疮；舌质红，脉数为热盛之象。故治宜清热利湿，凉血止血。

58. A 尿血之下焦湿热证，方选小蓟饮子，方中竹叶、木通清热泻火利小便；滑石清热利湿；小蓟、生地黄、蒲黄、藕节凉血止血；栀子泻三焦之火，引热下行；当归引血归经；甘草调和诸药。

59. D 尿中夹有血块者，此为有瘀，加桃仁、红花、牛膝，活血化瘀。

60. E 癫证以精神抑郁、表情淡漠、沉默痴呆、语无伦次，或喃喃自语、静而少动为主要症状。郁证以心情抑郁，情绪不宁，胸胁胀闷，急躁易怒，心悸失眠，喉中如有异物等自我感觉异常为主要症状，脏躁证表现为悲伤欲哭，数欠伸，如神灵所作，神志清楚，有自制能力，不会自伤或伤及他人。百合病是以神志恍惚、精神不定为主要表现的情志病。痴呆是以呆傻愚笨、智能低下、善忘等为主要临床表现的神志异常的疾病。该患者症状与癫证相符。

61. C 长期忧郁，表情淡漠，神识呆钝乃肝郁气滞所致；喃喃独语，喜怒无常，舌苔腻，脉象弦滑，乃脾失健运，气郁痰结，蒙蔽神窍之象，故该患者辨证为痰气郁结证。

62. D 不寐易惊，躁烦不安乃痰郁化热，痰热互结，干扰心神所致，结合舌脉象属痰热之象，故当清热化痰，选方温胆汤加减。

63. B 心悸痰热内扰证临床表现为心悸时发时止，受惊易作，胸闷烦躁，失眠多梦，口干苦，大便秘结，小便短赤，舌红，苔黄腻，脉弦滑。

64. A 心悸痰热内扰证的主要病机为痰火扰心，心神不宁，故治宜清化痰热，宁心安神。

65. C 心悸痰热内扰证方选黄连温胆汤，方中黄连苦寒泻火，清心除烦；半夏辛温，和胃降逆，燥湿化痰；陈皮理气和胃，化湿祛痰；生姜祛痰和胃；竹茹甘寒，涤痰开郁，清热化痰；枳实下气行痰；甘草、大枣和中。

四、案例分析题

66. ABCDE 胁痛胁指侧胸部，也就是由腋以下至第十二肋软骨部分的统称，故胁痛系指一侧或两侧胁肋疼痛为主要表现的病证。常因血瘀、气滞、湿热及实火，或肝之阴阳不足致肝络不畅，气血失养所引起。西医学中的慢性肝炎、急性肝炎、肝硬化、肝癌、肝脓肿、肝血管瘤、肝囊肿、肝寄生虫病、胆囊炎、胆道蛔虫、肋间神经痛、胆石症、胸膜炎及胸膜肥厚粘连、妇女围绝经期综合征、神经症等疾病中出现以胁痛为主的症状时，均可参考本节辨证论治。

67. ABCDE 胁痛的常见病因有：情志不遂、跌仆损伤、饮食所伤、外感湿热、劳欲久病。

68. ABD 胁痛病位主要责之于肝胆，亦与脾胃及肾有关。病因涉及情志不遂或饮食不节、外邪入侵等，病理因素包括气滞、血瘀、湿热，基本病机属肝络失和，可概括为"不通则痛"与"不荣则痛"两类。其中，因肝郁气滞、瘀血停着、湿热蕴结所致的胁痛多属实证，为"不通则痛"，较多见；因阴血不足、肝络失养所致的胁痛则为虚证，属"不荣则痛"。

69. ABCDEF 胁痛的发生与肝的疏泄功能失常有关。因此，要调摄情志，保持精神愉快，情绪稳定，使气机条达。应忌酒、辛辣肥甘、生冷不洁之品。不宜过量或长期服用香燥理气之品。胁痛的调护应从生活起居做起，平时注意休息，劳逸结合，多食蔬菜、水果、瘦肉等清淡有营养的食物。

70. AD 根据"腹中积块明显，质地较硬，固定不移"辨为积证。根据"面色晦暗黧黑，面颈胸臂或有血痣赤缕，舌质紫或有瘀斑，脉细涩"辨证为瘀血内结证，病机为瘀结不消，正气渐损，脾运不健。治法为祛瘀软坚，佐以扶正健脾。代表方是膈下逐瘀汤合六君子汤。

71. AD 患者表现为腹部积块质软不坚，固定不移，胀痛不适，舌苔薄，故辨证为气滞血阻证，证机概要为气滞血瘀，脉络不和，积而成块。治法为理气消积，活血散瘀。代表方是柴胡疏肝散合失笑散加减。

72. ABCE 积聚是腹内结块，或痛或胀的病证。分别言之，积属有形，结块固定不移，痛有定处，病在血分，是为脏病；聚属无形，包块聚散无常，痛无定处，病在气分，是为腑病。

73. ABCDE 《黄帝内经》将积聚分为积、瘕、伏梁、肥气、肠覃、息贲、奔豚、瘤等类型。历代医籍中，积聚亦称为"癥瘕"，如《金匮要略·疟病脉证并治》将疟后形成的积块（疟母）称为"癥瘕"。此外，宋·王怀隐等《太平圣惠方·治痃癖诸方》记载的痃癖，元·朱丹溪《丹溪心法·积聚痞块》记载的痞块等，按其性质和临床表现，亦均可归入积聚的范围。

74. ABCDE 张景岳说："壮人无积，虚人则有之。"因此，饮食有节，起居有时，注意冷暖，调畅情志，保持正气充沛，气血通畅，是预防积聚的重要措施。积聚患者，更要避免饮食过量，忌食生冷油腻，防止感寒受冷，以免寒湿积滞，损伤脾胃，凝滞气血。如见湿热、郁热、阴伤、出血者，要忌食辛辣酒热，防止进一步积热伤阴动血。保持情绪舒畅，有助于气血流通，积聚消散。积聚兼有气血损伤者，宜进食营养丰富、易于消化吸收的食物，以补养气血，促进康复。

75. ACDE 患者以恶心呕吐为主要表现，故诊断为呕吐。因情志不舒而发病，伴不欲饮食，食后胃胀，胸胁胀痛，烦闷不舒，烧心，泛酸苦水，应属肝气不舒，横逆犯于脾胃，可辨为肝气犯胃证，治疗当疏肝和胃止呕，同时患者有大便干，舌红，脉弦数，可佐以清热通便。

76. ABCD 胃居中焦，为仓廪之官，主受纳和腐熟水谷，其气下行，以和降为顺。外邪犯胃、饮食不节、情志失调、素体脾胃虚弱等病因，扰动胃腑或胃虚失和，气逆于上则出现呕吐。

77. ABE 呕吐的病位在胃，与肝脾有密切的关系。基本病机为胃失和降，胃气上逆，脾与胃相表里，脾主升清，胃主降浊，又因肝主疏泄，胃气和降与肝脾密切相关。

78. AE 噎膈：噎有哽噎、格塞之意，膈乃饮食格拒不入，或食入即吐之谓。指的是饮食吞咽受阻，阻塞不顺，甚或汤水不进，食入即吐的病证，病情呈进行性加剧，预后较差。伴面色萎黄、形体消瘦、大便秘结如羊屎等，病位在食道、贲门。食管脱落细胞学检查、X线钡餐造影、内镜检查有助于确诊。而呕吐多吐无定时，病情较缓，进食顺畅，预后较好。

79. ABCDEF 呕吐常见于各个系统疾病，如急、慢性胃肠炎、消化性溃疡、功能性消化不良、急性胃扩张、幽门梗阻、十二指肠梗阻、食源性呕吐、神经性呕吐、急性阑尾炎、肠梗阻、急性出血坏死性肠炎、腹型过敏性紫癜、急性肝炎、肝硬化、肝淤血、急慢性胆囊炎、胰腺炎、急性腹膜炎、肾输尿管结石、急性肾盂肾炎、急性盆腔炎、异位妊娠破裂、急性心肌梗死早期、心力衰竭、青光眼、屈光不正、脑炎、脑膜炎、脑脓肿、脑出血、脑栓塞、脑血栓形成、高血压脑病、偏头痛、尿毒症、肝昏迷、糖尿病酮症酸中毒、甲亢危象、甲状旁腺危象、肾上腺皮质功能不全、低血糖、低钠血症等。

80. ABCF 根据题干所述可判断为噎膈。噎膈是由于食管干涩或食管狭窄导致吞咽食物哽噎不顺，饮食难下，或食而复出的疾患。根据噎膈的临床表现，西医学中的食管癌、贲门癌、贲门痉挛、食管-贲门失弛缓症、食管憩室、食管炎、胃食管反流病、食管狭窄等，均可参照本病内容辨证论治。

81. BCEF 本病的病位在食管，属胃所主，与肝、脾、肾密切相关，其基本病机为气、痰、瘀交结，阻隔食管、胃脘所致。

82. CE 反胃因脾胃虚寒，胃中无火，难于腐熟食入之谷物，以朝食暮吐，暮食朝吐，终致完谷尽吐出而始感舒畅为主症，病位在胃脘部，病情较轻，预后良好。噎膈临床以吞咽食物梗噎不顺，饮食难下或食入即吐为主要表现。

83. ABDEF 患者起床时突觉头晕，头胀痛，视物旋转，不能睁眼，可判断为眩晕。颈椎X线检查、经颅多普勒、颅脑CT、MRI扫描、血常规及血液系统检查等有助于本病病因的诊断。

84. ABCDEF 《素问·至真要大论篇》有"诸风掉眩，皆属于肝"的论述；《景岳全书》强调了"无虚不作眩"的观点，在治疗上当以治虚为主；《丹溪心法》则偏主于痰，有"无痰不作眩"的主张；刘河间则以风火立论，风火相搏，风动火升而发眩晕。《灵枢·海论》曰："髓海不足，则脑转耳鸣，胫酸眩冒"。杨士瀛《仁斋直指方论·眩运》曰："淤滞不行，皆能眩运。"

85. BDF 眩晕的病位在于脑，其病变脏腑与肝、脾、肾三脏相关。

86. ABCE 眩晕的预防调护：①避免和消除能导致眩晕发生的各种内、外致病因素。②适当锻炼，增强体质；保持情绪稳定，防止七情内伤。③注意饮食清淡，饮食有节，防止暴饮暴食，过食肥甘醇酒及过咸伤肾之品，尽量戒烟、戒酒。④注意劳逸结合，避免体力和脑力的过度劳累。眩晕发病后要及时治疗，注意休息，严重者当卧床休息。⑤有眩晕史的病人避免突然、剧烈的体位改变和头颈部运动，以防眩晕症状的加重，或发生昏仆，避免剧烈体力活动，避免高空作业。

87. AD 患者心胸疼痛如绞可判断为胸痹。心电图应作为必备的常规检查，必要时，可选用动态心电图、活动平板运动试验、心肌酶测定，以助于心肌缺血的诊断及评价治疗效果。心脏冠脉造影检查是诊断心肌缺血、冠状动脉病变的重要方法。心肌酶主要分布于心肌细胞中，当心肌细胞缺血时，心肌酶水平发生变化，对诊断心肌梗死有一定价值。

88. AB 胸痹，是以胸部闷痛，甚则胸痛彻背，喘息不得卧为主症的疾病，轻者仅感胸闷如窒，呼吸欠畅，重者则有胸痛，严重者心痛彻背，背痛彻心。西医学中的冠状动脉粥样硬化性心脏病之心绞痛、急性心肌梗死可归属于本病的范畴，其他如心包炎、心肌病、病毒性心肌炎、心脏神经症、胸膜炎、慢性阻塞性肺疾病、肺动脉栓塞、胃食管疾病等以胸痹为主要表现者，亦可参照胸痹辨证论治。

89. CE 胸痹可分为心血瘀阻证、气滞心胸证、痰浊闭阻证、寒凝心脉证、气阴两虚证、心肾阴虚证、心肾阳虚证及正虚阳脱8个证型。胸痹气阴两虚证的临床表现为心胸隐痛，时作时休，心悸气短，动则益甚，伴倦怠乏力，声息低微，面色㿠白，易汗出；舌质淡红，舌体胖且边有齿痕，苔薄白，脉虚细缓或结代。心肾阳虚证的临床表现为心悸而痛，胸闷气短，动则更甚，自汗，面色㿠白，神倦怯寒，四肢欠温或肿胀；舌质淡胖，边有齿痕，苔白或腻，脉沉细迟。患者劳累易诱发胸痹，活动则症状加重，与气阴两虚证、心肾阳虚证中的"动则益甚"表现一致。

90. AB 虚劳又称虚损，是以脏腑亏损，气血阴阳虚衰，久虚不复成劳为主要病机，以五脏虚证为主要临床表现的多种慢性虚弱证候的总称。虚劳脾阳虚证的临床表现为面色萎黄，食少，形寒，神倦乏力，少气懒言，大便溏薄，肠鸣腹痛，每因受寒或饮食不慎而加剧，舌淡，苔白，脉弱。

91. CD 虚劳辨证以气血阴阳为纲，五脏虚候为目。

92. ABCDE 虚劳病因主要有先天不足，体质虚弱；烦劳过度，耗伤气血；饮食不节，损伤脾胃；病后失治误治，损耗精气。

93. ABCE 虚劳一般病程较长，多为久病痼疾，症状逐渐加重，短期不易康复。其转归及预后与体质的强弱、脾肾的盛衰、能否解除致病原因，以及是否得到及时正确的治疗、护理是否得当等因素有密切关系。

94. ABCDE 消除及避免诱因是预防虚劳发生的重要举措。因此，须顺应四时寒温变化，调节情志，不妄劳作，保养正气，以防止病邪侵袭。对已病患者及早施治，注意病情传变以防并发其他疾病。治疗中重视固护脾肾，积极采取措施安未病之脏。还要谨防初愈之时气血未充，调治不当而致反复。虚劳患者由于正气不足，卫外不固，容易招致外邪入侵，应尽量减少感触外邪。饮食调理以富于营养、易于消化、不伤脾胃为佳。少食辛辣厚味、滋腻、生冷之物，戒除烟酒。生活起居规律，动静结合，劳逸适度，节制房事。保持情绪稳定，有利于虚劳的康复。

95. BCDF 粪便的望诊、腹部触诊、大便常规、潜血试验、肛门指诊、钡灌肠或气钡造影、纤维结肠镜检查等有助于便秘的诊断。

96. CDE 便秘是以大便排出困难，排便周期延长，或周期不长，但粪质干结，排出艰难，或粪质不硬，虽频有便意，但排便不畅为主要表现的病证。

97. ABCD 便秘患者应注意饮食调理，合理膳食，以清淡为主，避免过食辛辣厚味或饮酒无度，勿过食寒凉生冷，多吃粗粮果蔬，多饮水。避免久坐少动，宜多活动，以疏通气血。养成定时排便习惯。避免过度精神刺激，保持心情舒畅。

98. BD 哮病是由于宿痰伏肺，遇诱因或感邪引触，以致痰阻气道，肺失肃降，痰气搏击所引起的发作性痰鸣气喘疾患。喘证是指由于外感或内伤，导致肺失宣降，肺气上逆或气无所主，肾失摄纳，以致呼吸困难，甚则张口抬肩，鼻翼扇动，不能平卧等为主要临床特征的一种病证。心悸是因外感或内伤，致气血阴阳亏虚，心失所养；或痰饮瘀血阻滞，心脉不畅，引起以心跳急剧，惊慌不安，甚则不能自主为主要临床表现的一种病证。咳嗽是指外感或内伤等因素，导致肺失宣肃，肺气上逆，冲击气道，发出咳声或伴咳痰为临床特征的一种病证。肺痿是阴虚肺伤的慢性衰弱疾患，主要症状为咳嗽，吐出稠痰白沫，或伴有寒热，形体消瘦，精神萎靡，心悸气喘，口唇干燥，脉象虚数等症状。肺痈是以咳嗽、胸痛、发热、咳吐腥臭浊痰甚则脓血相兼为主症的疾病，属内痈范围。患者咳嗽喘促，病史较久，无心悸、肺痿及喉中哮鸣表现，可从咳嗽及喘证发展而来。

99. AD 结合患者病史、症状及体征，诊断为肺胀表寒里饮证，治疗当温肺散寒，降逆涤痰，故方选小青龙汤解表散寒，温肺化饮。

100. BCE 肺胀的病位在肺，涉及脾、肾、心等多个脏腑，多种肺系痼疾，迁延失治，导致肺气胀满，不能敛降。

全真模拟试卷（二）答案解析

一、单选题

1. D 脏腑经络学说是《金匮要略》诊断治疗杂病、外科病和妇产科病的特色，是理论上的辨证核心。

2. A 黄疸胆腑郁热证症状包括身目发黄鲜明，右胁剧痛且放射至肩背，壮热或寒热往来，伴有口苦咽干，恶心呕吐，便秘，尿黄，舌红苔黄而干，脉弦滑数。治法为清热化湿，疏肝利胆。方药为大柴胡汤。方中柴胡、黄芩、半夏、生姜和解少阳，和胃降逆；大黄、枳实通腑泻热，利胆退黄；白芍和脾敛阴，柔肝利胆；大枣养胃。

3. C 患者胃痛隐隐，辨病为胃痛。空腹痛甚，得食痛减，喜温喜按，神疲乏力，大便溏薄，舌淡苔白，脉虚弱，辨证为脾胃虚寒证。治法为温中健脾，和胃止痛。方药是黄芪建中汤。

4. E 明代医家李中梓在《医宗必读》中，对泄泻治法作了初步总结，提出了淡渗、升提、清凉、疏利、甘缓、酸收、燥脾、温肾、固涩九个治疗原则。李中梓云："泻下有日，则气散而不收，无能统摄，注泄何时而已？酸之一味，能助收肃之权。经云：散者收之是也。"酸收之品，以止泄泻，其临床意义有二：一是收敛正气，复其统摄之权；二是病延过久，速以断下，收关门之功。李东垣著有《脾胃论》，为"补土派"。需与李中梓鉴别之。

5. A 痫证风痰闭阻证症状包括发病前多有眩晕，胸闷，乏力，痰多，心情不悦，舌质淡，苔白腻，脉多弦滑有力。治法为涤痰息风，开窍定痫。方药为定痫丸。

6. D 尿血、血淋都有小便出血，尿色红赤，甚至尿出纯血等症状。其鉴别的要点是有无尿痛。尿血多无疼痛之感，虽亦间有轻微的胀痛或热痛，但终不若血淋的小便滴沥而疼痛难忍。《丹溪心法·淋》曰："痛者为血淋，不痛者为尿血。"故一般将痛者称为血淋，不痛者称为尿血。

7. B 喘证的病位，主脏在肺和肾。因肺为气之主，司呼吸，外合皮毛，内为五脏之华盖，若外邪袭肺，或它脏病气上犯，皆可使肺气壅塞，肺失宣降，呼吸不利而致喘促，或使肺气虚衰，气失所主而喘促。肾为气之根，与肺同司气之出纳，故肾元不固，摄纳失常则气不归元，阴阳不相接续，亦可气逆于肺为喘。

8. B 痹证引起心悸，主要是由于风寒湿或风湿热之邪痹阻经络而病及脏腑，而导致心痹的结果。此病理变化是邪恋经络，气血痹阻不通，因此瘀血阻络是心痹最主要的病机所在。其余选项所列病机虽在心痹病程的某个阶段中出现，但往往不能贯穿始终，故均可以排除。

9. E 越婢汤组成是麻黄、石膏、生姜、甘草、大枣。

10. D 该患者以乏力、心悸、气喘、肢体水肿等为主症，故辨为心衰。根据患者平素疲倦无力，不喜运动，现时有自汗，面色㿠白，唇口发绀，舌紫暗，脉结代。辨为气虚血瘀证。

11. E 泄泻病因虽然复杂，但其基本病机为脾胃受损，湿困脾土，肠道功能失司，脾胃功能障碍。

12. D 癃闭是以小便量少，排尿困难，甚则小便闭塞不通为主症的一种病证。其中小便不畅，点滴而短少，病势较缓者称为癃；小便闭塞，点滴不通，病势较急者称为闭。由于两者均属排尿困难，小便不通的病证，故多合称为癃闭。辨证要点：①辨病之虚实②辨病之缓急轻重。癃闭的治疗，遵循"腑病以通为用"的原则，但通利之法，又因证候虚实之不同而异。癃闭程度重者可导致关格，可致死亡。

13. C 黄帝问于岐伯曰："夫百病之始生也，皆生于风雨寒暑，清湿喜怒，喜怒不节则伤脏，风雨则伤上，清湿则伤下。三部之气所伤异类，愿闻其会。"岐伯曰："三部之气各不同，或起于阴，或起于阳，请言其方。喜怒不节则伤脏，脏伤则病起于阴也，清湿袭虚，则病起于下，风雨袭虚，则病起于上，是谓三部，至于其淫泆，不可胜数。"岐伯曰："风雨寒热，不得虚，邪不能独伤人。卒然逢疾风暴雨而不病者，盖无虚，故邪不能独伤人。"所言的"虚邪"是指四时不正之气。

14. B 房劳过度，又称"肾劳"，是指房事太过，或手淫，或妇女早孕多育等，耗伤肾精而致病。在中医理论中，肾藏精，为封藏之本，不宜过度耗泄，如果房事不节则肾精耗伤，根本动摇。临床可出现腰膝酸软，精神萎靡，眩晕耳鸣，性机能减退等症状。

15. D 根据主症辨为胃痛之肝气犯胃证，肝气犯胃证症状包括胃脘胀痛，痛连两胁，遇烦恼则痛作或痛甚，嗳气、矢气则舒，脘闷嗳气，善太息，干噫食臭，肠鸣下利，苔薄白，脉弦。证机概要是肝气郁结，横逆犯胃，胃气阻滞。治法是辛开苦降，和胃消痞（泄肝以安胃）。

16. A 《素问·六节藏象论》藏象的含义是脏藏而隐，象现而彰，藏指藏于体内的内脏，象指表现于外的生理、病理现象。

17. D 依据"昏仆抽搐吐涎，两目上视，口中如猪羊叫，心烦失眠，舌红苔黄腻，脉弦滑数"辨为痫证痰火扰神证，治疗当选龙胆泻肝汤合涤痰汤清肝泻火，化痰开窍。知柏地黄丸滋阴降火；定痫丸涤痰息风；天王补心丹滋阴清热，养血安神；二阴煎清心泻火，养阴安神；龙胆泻肝汤清泻肝胆，清利湿热；涤痰汤豁痰开窍；滋水清肝饮滋阴养血，清热疏肝。

18. D 丹参苦，微寒，祛瘀止痛，活血通经，清心除烦；艾叶辛、苦，温，有小毒，散寒止痛，温经止血；半夏辛，温，有毒，燥湿化痰，降逆止呕，消痞散结；川芎辛，温，活血行气，祛风止痛；郁金辛、苦，寒，行气化瘀，清心解郁，利胆退黄。

19. B 患者为心悸，胸闷，病位在心；四肢发麻，烦躁易怒，口苦咽干，病位在肝；综合言之，病位在于心肝，舌红苔黄腻，脉沉弦数，为心肝火旺，因此辨证为心肝失调证。

20. B 患者以喘急胸闷为主症，当辨病为喘证。且伴有咳嗽，咳痰稀薄而白，恶寒，头痛，无汗，舌苔薄白，脉象浮紧等风寒外感表证，因此应辨为风寒壅肺证。

21. D 痹证之痰瘀痹阻证症状包括痹证日久，肌肉关节刺痛，固定不移，或关节肌肤紫暗、肿胀，按之较硬，肢体顽麻或重着，或关节僵硬变形，屈伸不利，有硬结、瘀斑，面色暗黑，眼睑浮肿，或胸闷痰多。舌质紫暗或有瘀斑，舌苔白腻，脉弦涩。风湿热痹症状包括肢体关节疼痛，局部灼热红肿，得冷则舒，舌质红，苔黄腻或黄燥，脉滑数或浮数。着痹症状包括肢体关节、肌肉酸楚、重着，疼痛，肿胀散漫，关节活动不利，肌肤麻木不仁。行痹症状包括肢体关节，肌肉疼痛酸楚，屈伸不利，可涉及肢体多个关节，疼痛呈游走性，初起可见有恶风，发热等表证。舌苔薄白，脉浮或浮缓。肝肾两虚证症状包括痹证日久不愈，关节屈伸不利，肌肉瘦削，腰膝酸软，或畏寒肢冷，阳痿，遗精，或骨蒸劳热，心烦口干。舌质淡红，舌苔薄白或少津，脉沉细弱或细数。痛痹症状包括肢体关节肌肉疼痛剧烈，如刀割，得热痛缓，痛处固定，日轻夜重，甚则关节不能屈伸，痛处不红不热，形寒肢冷，苔白，脉弦紧。行痹、痛痹、着痹合称为"风寒湿痹证"。

22. C 局方至宝丹开窍化浊，清热解毒；菖蒲郁金汤清营透热；苏合香丸芳香开窍，行气止痛；牵正散加味化痰活血，祛风通络；滚痰丸泻火逐痰。患者为中风，中脏腑，阴闭，治疗当选苏合香丸芳香开窍。

23. C 休克的诊断标准是：①有诱发休克的原因。②有意识障碍。③脉搏细速，超过 100 次/分钟或不能触知。④四肢湿冷，胸骨部位皮肤指压阳性（压迫后再充盈时间超过 2 秒钟），皮肤有花纹，黏膜苍白或紫绀，尿量少于 30ml/h 或尿闭。⑤收缩血压低于 10.7kPa（80mmHg）。⑥脉压差小于 2.7kPa（20mmHg）。⑦原有高血压者，收缩血压较原水平下降 30% 以上。凡符合上述第①项以及第②、③、④项中的两项和第⑤、⑥、⑦项中的一项者，可诊断为休克。

24. D 神昏即出现神志昏迷，不省人事的症状，是内科危重病的临床表现。在外感发热、中风、水肿、消渴、肺胀等疾病发展到严重阶段时都可出现，是疾病危重的重要指征。其基本病机是外感时疫，热毒内攻，阴阳气血逆乱，导致邪气蒙扰神窍，神明失司，或元气败绝，神明散乱。

神昏伴有畏寒肢冷，为阳虚表现，故首先考虑阳气虚弱证。

25. C 患者关节疼痛肿胀，晨僵，活动不利，由此可辨病为痹证。畏寒怕冷，神倦懒动，腰背酸痛，俯仰不利，天气寒冷加重，舌淡胖，苔白滑，脉沉细，以上症状为寒湿侵犯下焦，邪困于肾的体现，可辨证为肾虚寒凝证。治宜温经散寒，除湿补肾，方用消阴来复汤加减。

二、多选题

26. ABC 该患者本有宿疾，后复感外邪，现症见昏厥，喉中有痰鸣，呼吸粗大，结合舌脉象，此乃肝郁肺痹，痰随气升，上闭清窍之象，辨为痰厥。当行气豁痰；选方导痰汤加减。本方燥湿化痰，行气开郁，适用于风痰上逆所致的时发晕厥、胸闷、痰多等症。喉中痰涎壅盛者，可先予猴枣散化服。

27. BC 该症状产生的病机包括：①邪入少阳，症见往来寒热，胸胁苦满，兼有心烦喜呕，不思饮食，口苦咽干，目眩，舌边红，苔薄白，脉弦数。②湿热郁蒸，症见往来寒热如疟，口渴心烦，脘闷，腹胀，呕恶身热，午后较重，入夜尤甚，天明得汗，诸症稍减，但胸腹灼热不除，苔黄白而腻，脉弦数。③疟疾，症见寒热往来，反复发作，发定时，先恶寒，甚者寒战，继则壮热，最后汗出通身，热退身和，同时伴有头痛如裂，周身乏力，肢体疼痛，口渴引饮。如此反复发作，脉弦。

28. ABD 肺痈是肺叶生疮，形成脓肿的一种病证，属内痈之一。临床以咳嗽、胸痛、发热、咯吐腥臭浊痰甚则脓血相兼为主要特征。

29. BCD 《景岳全书·血证》说："凡治血证，须知其要，而血动之由，惟火惟气耳。故察火者但察其有火无火，察气者但察其气虚气实，知此四者而得其所以，则治血之法无余义矣。"概而言之，血证的治疗可归纳为治火、治气、治血三个原则。

30. BC 阴水证型包括脾阳亏虚证、肾阳衰微证、瘀水互结证。

31. BC 咳嗽的辨证要点：①辨外感内伤：外感咳嗽，多为新病，起病急，病程短，常伴恶寒、发热、头痛等肺卫表证。内伤咳嗽，多为久病，常反复发作，病程长，可伴它脏见症。②辨证候虚实：外感咳嗽以风寒、风热、风燥为主，一般均属邪实。而内伤咳嗽多为虚实夹杂，本虚标实，其中痰湿、痰热、肝火多为邪实正虚；肺阴亏耗咳嗽则属正虚，或虚中夹实。应分清标本主次缓急。

32. BCD 胁痛在气，以胀痛为主，且游走不定，痛无定处，时轻时重，症状随情绪变化而起伏；胁痛在血，以刺痛为主，且痛处固定不移，疼痛持续不已，局部拒按，入夜尤甚。

33. BC 根据胁肋隐痛、心烦咽燥等症状可判断为胁痛之肝络失养证。肝肾阴亏，精血耗伤，肝络失养，则胁肋隐痛不休；阴虚阳亢，虚热内生则头晕目眩，口干咽燥，舌红少苔，脉细数为阴虚内热之征象，故治宜滋阴柔肝，养血通络。

34. ABC 水肿是由肺失通调，脾失转输，肾失开阖，三焦气化不利所致；鼓胀是由肝病日久，肝、脾、肾功能失调，气、血、水相裹，水停腹内所致。二者的鉴别要点主要为水停部位不同，水肿为水泛肌肤，四肢皮色不变，发病时头面或下肢先肿，以至全身浮肿，甚则可见腹水；鼓胀为水聚腹腔，单腹胀，腹部胀大，皮色苍黄，青筋暴露，四肢瘦削，部分患者也可兼有下肢水肿。

35. AE 与腰痛鉴别疾病：①背痛：背痛是指由于身体某组织受伤或怀孕、肥胖、不佳的静态姿势等所致的背脊以上部位出现疼痛的症状。②尻痛：尻痛是尻骶部位的疼痛。③胯痛：胯痛是指尻尾以下及两侧胯部的疼痛。④肾痹：肾痹是指腰背强直弯曲、不能屈伸、行动困难而言，多由骨痹日久发展而成。

36. BCD 痹证病变初起是感受风寒湿或风湿热邪，病程短，发病快，正气未伤，故以邪实为主。病若不解，风寒湿热之邪经久不去，势必伤及肝肾，邪未尽而正气已伤，体虚邪实而呈虚实夹杂之候。另一方面，由于风、寒、湿、热之邪阻痹经络关节，影响气血津液的运行，或因肝肾气血阴阳不足，气血津液运行无力，可导致痰、瘀的形成。故在痹证的发生、发展过程中，水湿、痰浊、瘀血是主要的致病因素。

37. BD 中风阳闭证乃肝阳暴亢，气血上逆，痰火雍盛，清窍被扰所致，故治当清肝息风，豁痰开窍。选方先服（或用鼻饲法）至宝丹或安宫牛黄丸以清心开窍，并用羚角钩藤汤加减。羚角钩藤汤清肝息风，清热化痰，养阴舒筋，用于风阳上扰、窜犯清窍而见眩晕、痉厥和抽搐等症者。至宝丹或安宫牛黄丸以清心开窍。其中羚羊角（或山羊角）、钩藤、珍珠母、石决明以平肝息风；胆南星、竹沥、半夏、天竺黄、黄连清热化痰；菖蒲、郁金化痰开窍。

38. ABD 遗精是指不因性生活而精液遗泄的病证。其中因梦而遗精称"梦遗"，无梦而遗精，甚至清醒时精液流出的谓"滑精"。必须指出，凡成年未婚男子，或婚后夫妻分居，长期无性生活者，一月遗精1～2次属生理现象。如遗精次数过多，每周2次以上，或清醒时流精，并有头昏、精神萎靡、腰腿酸软、失眠等表现，则属病态。

39. AD 关格的辨证应首辨虚实，本虚主要是脾肾阴阳衰惫，标实主要是湿浊毒邪。以本虚为主者，应分清是脾肾阳虚还是肝肾阴虚；以标实为主者，应区分寒湿与湿热的不同。

40. ABC 该患者症见急躁易怒，心烦失眠，咳痰不爽，口苦咽干，便秘溲黄，目赤，结合舌脉象，此乃五志化火，炼液为痰，上扰清窍，扰乱心神之象，故辨证为痰火扰神证，治当清泻肝火，化痰宁神，选方龙胆泻肝汤合涤痰汤。

41. ABCD 内伤咳嗽，多属邪实正虚。标实为主者，治以祛邪止咳；本虚为主者，治以扶正补虚。并按本虚标实的主次酌情兼顾。同时，除直接治肺外，还应从整体出发，注意治脾、治肝、治肾等。

42. ABCE 胸痹气滞心胸证临床表现包括心胸满闷，隐痛阵发，痛无定处，时欲太息，遇情志不遂时容易诱发或加重，或兼有胸部胀闷，得嗳气或矢气则舒；苔薄或薄腻，脉细弦。

43. ABC 肺痿病属津枯，故应时刻注意保护其津，用药忌燥热、苦寒或祛痰峻剂。无论寒热，皆不宜妄用温燥之药，消灼肺津，即使虚寒肺痿，亦必须掌握辛甘合用的原则。肺痿属虚，故一般忌用峻剂攻逐痰涎，犯虚虚实实之戒，宜缓图取效。

44. AC 甘露消毒丹，为祛湿剂，利湿化浊，清热解毒，主治湿温时疫，邪在气分，湿热并重证。茵陈蒿汤，为祛湿剂，清热，利湿，退黄，主治湿热黄疸。但无解表之功，故排除之。麻黄连翘赤小豆汤，具有解表、散寒、利湿之功效。麻黄连翘赤小豆汤是《伤寒论》中的经典名方，原文为"伤寒瘀热在里，身必黄，麻黄连翘赤小豆汤主之"，该方有解表、散寒、利湿之功，用于治疗风寒表邪未散、湿热蕴

郁而致的黄疸。小建中汤，为温里剂，温中补虚，和里缓急，主治中焦虚寒，肝脾不和证。茵陈五苓散，温阳化气，利湿行水，主治湿热黄疸，湿重于热，小便不利者。无解表之功，改排除之。

45. AE 常用温里剂有小建中汤、黄芪建中汤、大建中汤、丁香散、良附丸、当归建中汤、丁萸理中汤、附子粳米汤、乌头桂枝汤、桂枝人参汤、理中丸、甘草干姜汤等。

三、共用题干单选题

46. C 依据突然昏倒，不省人事，辨病为厥证。牙关紧闭，面赤唇紫，舌红，脉多沉弦为热、实之象。患者素有肝阳偏亢，遇暴怒伤肝，肝阳上亢，肝气上逆，血随气升，菀阻清窍，辨为血厥实证。

47. C 气厥实证顺气开郁，气厥虚证补气回阳；血厥实证活血顺气，血厥虚证补养气血；痰厥行气豁痰；食厥和中消导。对于失血、失津过急过多者，还应配合止血、输血、补液，以挽其危。

48. B 通瘀煎可活血顺气，适用于气滞血瘀，经脉不利之血逆、血厥等症。

49. C 六种淋证均有小便频涩，滴沥刺痛，小腹拘急引痛。热淋起病多急骤，小便赤热，溲时灼痛，或伴有发热，腰痛拒按；石淋以小便排出砂石为主症，或排尿时突然中断，尿道窘迫疼痛，或腰腹绞痛难忍；气淋小腹胀满较明显，小便艰涩疼痛，尿后余沥不尽；血淋为溺血而痛；膏淋症见小便浑浊如米泔水，或滑腻如膏脂；劳淋小便不甚赤涩，溺痛不甚，但淋沥不已，时作时止，遇劳即发。故诊断为血淋。

50. A 血淋治法是清热通淋，凉血止血。

51. D 血淋治法是清热通淋，凉血止血。方选小蓟饮子。

52. A 若血多痛甚者，可另服参三七、琥珀粉，以化瘀通淋止血。

53. D 侧柏叶可凉血止血，仙鹤草收敛止血。

54. E 心悸之痰火扰心证临床表现包括心悸时发时止，受惊易作，胸闷烦躁，失眠多梦，口干苦，大便秘结，小便短赤；舌红，苔黄腻，脉弦滑。

55. E 心悸之痰火扰心证，方选黄连温胆汤，方中黄连苦寒泻火，清心除烦；半夏辛温，和胃降逆，燥湿化痰；陈皮理气和胃，化湿祛痰；生姜祛痰和胃；竹茹甘寒，涤痰开郁，清热化痰；枳实下气行痰；甘草、大枣和中。

56. B 大黄、栀子、瓜蒌加强清火化痰之功；生龙骨镇心安神。

57. C 肺痿是以咳吐浊唾涎沫为主要临床表现的病证，多由其他肺系疾病（如久咳、久喘等）迁延不愈或失治误治后，耗伤肺气、灼伤肺津，致使肺虚，津气亏损失于濡养，导致肺叶痿弱不用而得，为肺脏的慢性虚损性疾患。

58. B 肺痿虚热证临床表现为咳吐浊唾，或咳痰带血，咳声不扬，甚则音嘎，气急喘促，口渴咽燥，可伴潮热盗汗，形体消瘦，皮毛干枯；舌红而干，脉虚数。

59. D 肺痿治疗总以补肺生津为原则。其中虚热证治当滋阴清热、生津润肺。

60. A 肺痿之虚热证方选麦门冬汤合清燥救肺汤，前方润肺生津，降逆下气；后方养阴润燥，清金降火。

61. E 患者善忘、反应迟钝、表情呆滞，为痴呆表现，伴口流涎沫，舌淡苔白腻，脉滑，为痰湿表现，因此辨为痴呆、痰浊蒙窍证。

62. C 患者病机为脾虚运化失司，酿生痰浊，痰浊上犯蒙蔽清窍，治疗当选豁痰开窍、健脾化浊。

63. B 温胆汤理气化痰，和胃利胆；涤痰汤豁痰开窍；还少丹温补脾肾，养心安神；逍遥散疏肝健脾；顺气导痰汤理气解郁、化痰开窍；七福饮补气益血，温肾宁心。患者为痰浊蒙窍，治疗当选涤痰汤加减。

64. D 若患者舌红苔黄腻，脉滑数，为痰浊郁而化热，治疗当在豁痰开窍基础上加以清化痰热，可改制天南星为胆南星加瓜蒌、栀子、天竺黄等。

65. C 若患者兼眩晕、嗜睡、肢体麻木阵作，脉弦滑，为风痰上扰，治疗当化痰息风，健脾祛湿。改用半夏白术天麻汤加减。

四、案例分析题

66. CDE 胃痛可行上消化道 X 线钡餐透视、纤维胃镜及病理组织学等检查，一般不查胃部 CT、胃部彩超、血常规。

67. ABCEF 补阳还五汤补气，活血，通络；附子理中汤补虚回阳，温中散寒；胃苓汤利水渗湿，祛湿和胃；黄芪建中汤温中补虚益气；补中益气汤补中益气，升阳举陷。保和丸消食和胃，行气消痞。患者因食冷饮而致胃痛隐隐，遇冷痛甚，喜温喜按，得食减轻，便稀，周身乏力，舌体胖大边有齿痕，舌质淡苔白，脉弱，为素体脾胃虚寒，又有寒邪客胃，辨为脾胃虚寒证。治疗当温中健脾，和胃止痛，方剂宜选黄芪建中汤。

68. ABC 西医学中的急性胃炎、慢性胃炎、消化性溃疡、胃痉挛、胃下垂、胃黏膜脱垂症、胃神经官能症等疾病，当以上腹部胃脘疼痛为主要临床表现时，均属中医胃脘痛的辨证范畴。

69. ABCE 胃痛的发生，主要由外邪犯胃、饮食伤胃、情志不畅和脾胃素虚等因素，导致胃气郁滞，胃失和降。

70. ABCD 身黄，目黄，小便黄，此为胆汁外溢所致，胁痛、胆胀、鼓胀、肝癌皆可导致胆汁外溢。

71. ACDEF 根据"身目发黄，色泽鲜明如橘皮，壮热口渴，舌红苔黄"可判断为黄疸阳黄之热重于湿证，治以清热通腑，利湿退黄，方选茵陈蒿汤。

72. ABCD 黄疸阳黄热重于湿症临床表现有身目俱黄，黄色鲜明，发热口渴，或见心中懊侬，腹部胀闷，口干而苦，恶心呕吐，小便短少黄赤，大便秘结；舌苔黄腻，脉象弦数。

73. BCDE 阳黄乃湿热为患，起病速，病程短，黄色鲜明如橘色，常伴口干，发热，小便短赤，大便秘结，舌苔黄腻，脉弦数等热证、实证的表现，若治疗及时，一般预后良好。阴黄多以寒湿为主，起病缓，病程长，黄色晦暗或黧黑，常伴纳少，脘腹胀满，大便不实，神疲形寒，口淡不渴，舌淡苔白腻，脉濡滑或沉迟等虚证、寒证以及血瘀证的表现，病情多缠绵，不易速愈。

74. ACD 黄疸患者应避免不洁食物，注意饮食节制，勿过嗜辛热甘肥食物，戒酒，起居有常，不妄作劳，以免正气损伤。

75. ABDE 西医学中的急慢性尿路感染、泌尿道结核、尿路结石、急慢性前列腺炎、化学性膀胱炎、乳糜尿以及尿道综合征等病具有淋证表现。

76. ACE 淋证是以小便频数，淋沥刺痛，欲出未尽，小腹拘急，或痛引腰腹为主症的病证。淋证排尿总量多为正常。

77. CE 淋证的病位在膀胱与肾，与肝、脾相关；基本病理变化为湿热蕴结下焦，肾与膀胱气化不利；病理因素主要为湿热之邪。

78. AB 实则清利，虚则补益，是治疗淋证的基本原则。实证有膀胱湿热者，治宜清热利湿；有热邪灼伤血络者，治宜凉血止血；有砂石结聚者，治宜通淋排石；有气滞不利者，治宜利气疏导。虚证以脾虚为主者，治宜健脾益气；以肾虚为主者，治宜补虚益肾。虚实夹杂者，宜分清标本缓急，虚实兼顾。

79. BDE 石淋因结石过大，阻塞水道亦可成水肿、癃闭、关格。鼓胀病机重点为肝脾肾三脏功能失调，气滞、瘀血、水饮互结于腹中。

80. ABC 尿浊是以小便浑浊，白如泔浆，尿时无涩痛不利感为主症的疾患。

81. BC 头痛患者可检查血常规、测血压、必要时做脑脊液、脑血流图、脑电图检查，有条件时做经颅多普勒、颅脑 CT 和 MRI 检查，有助于排除器质性疾病，明确诊断。患者头痛病史较长，无外伤病史，不考虑颅骨损伤，故不行颅骨平片检查。患者无胸部不适症状，故不行胸片检查。

82. ABCE 《丹溪心法·头痛》有痰厥头痛和气滞头痛的记载，并提出头痛"如不愈各加引经药，太阳川芎，阳明白芷，少阳柴胡，太阴苍术，厥阴吴茱萸。"

83. CD 头痛辨证要点应详问病史，注意辨察头痛之久暂、疼痛的特点，部位、影响因素等，以利于准确辨证。①辨外感头痛与内伤头痛：外感头痛因外邪致病，属实证，起病较急，一般疼痛较剧，多表现为掣痛，跳痛，灼胀痛、重痛，痛无休止。内伤头痛以虚证或虚实夹杂证为多见，如起病缓慢，疼痛较表现为隐痛，空痛，昏痛，痛势悠悠，遇劳加重，时作时止，多属虚证；②辨头痛部位：头为诸阳之会，手足三阳经均循头面，厥阴经亦上会于巅顶，由于受邪之脏腑经络不同，头痛之部位亦不同。大抵太阳头痛，在头后部，下连于项；阳明头痛，在前额部及眉棱骨等处；少阳头痛，在头之两侧，并连及于耳；厥阴头痛则在巅顶部位，或连目系。③辨头痛性质：因于风寒者，头痛剧烈，且连项背；因于风热者，头胀而痛；因于风湿者，头痛如裹；因于痰湿，头重而痛；因于肝阳，头痛而胀；因于肝火，头部跳痛、灼痛；因于瘀血，头部刺痛，痛处固定不移；因于虚者，多呈隐痛、空痛或昏痛。

84. ABD 天麻钩藤饮具有平肝息风，清热活血，补益肝肾之功效。主治肝阳偏亢，肝风上扰证。临床表现为头痛，眩晕，中风，失眠多梦，或口苦面红，舌红苔黄，脉弦或数。

85. ABCE 头痛的预防在于针对病因，如避免感受外邪，勿情志过激，慎劳倦、过食肥甘等以免引发头痛。头痛的急性发作期，应适当休息，不宜食用炸烤辛辣的厚味食品，以防生热助火，有碍治疗，同时限制烟酒。若患者精神紧张，情绪波动，可疏导劝慰以稳定情绪，适当保证环境安静，有助缓解头痛。

86. B 消渴是以多饮，多食，多尿，乏力，消瘦，或尿有甜味为主要临床表现的一种疾病。根据主诉"口干、口渴多饮5年"，辨病为消渴病。根据"腰膝酸软乏力，劳累后加重，伴头晕，皮肤干燥，缺少光泽，瘙痒，夜寐差，心烦多梦，时有盗汗，舌红，少苔，脉细数。"辨证为肾阴亏虚证。证机概要为肾阴亏虚，肾失固摄。故治以滋阴固肾，选方为六味地黄丸加减。

87. AB 根据题干"多食易饥，形体消瘦，大便干燥，舌苔黄，脉滑实有力"可辨证为胃热炽盛证，故治以清胃泻火，养阴增液，方选玉女煎。大便秘结不行，用增液承气汤润燥通腑，"增水行舟"，待大便通后再转上方治疗。

88. AD 羊肝丸补肝明目，主治肝经不足，风毒上攻，眼目昏暗，羞明泪出，

隐涩难开，翳障盲育，攀睛胬肉。知柏地黄丸滋阴降火，主治阴虚火旺，潮热盗汗，口干咽痛，耳鸣遗精，小便短赤。六味地黄丸具有滋阴补肾之功效，用于肾阴亏损，头晕耳鸣，腰膝酸软，骨蒸潮热，盗汗遗精，消渴。杞菊地黄丸具有滋肾养肝的功效，用于肝肾阴亏，眩晕耳鸣，羞明畏光，迎风流泪，视物昏花。金匮肾气丸温补肾阳，化气行水，用于肾虚水肿，腰膝酸软，小便不利，畏寒肢冷。故并发白内障、雀目宜选用羊肝丸、杞菊地黄丸。

89. ABCE 消渴病变涉及多个脏腑经络，失治误治及病情严重的患者，可见多种变证。如肺失滋润，日久可并发肺痨；肾阴亏损，肝失濡养，肝肾精血不足，不能上承耳目，可并发白内障、雀目、耳聋等；燥热内结，营阴被灼，络脉瘀阻，蕴毒成脓，发为疮疖、痈疽；阴虚燥热，炼液为痰，煎熬血脉为瘀，痰瘀阻滞经络，可致胸痹；亦可引起脑脉闭阻或血溢脉外，发为中风；阴损及阳，脾肾衰败，水湿潴留，泛溢肌肤，则发为水肿；严重者因阴液极度耗损，虚阳浮越，而见面红、烦躁、头痛、呕恶、呼吸深快等症，甚则出现昏迷、肢厥、脉微欲绝等阴竭阳亡的危象。

90. AC 消渴病日久，常见出现两类病机演变：一是阴损及阳，可见气阴两伤，或阴阳俱虚，甚则肾阳虚衰；二是病久入络，脉络瘀阻。因阴虚燥热，耗津灼液，热郁血瘀；血液凝滞，或因阴伤及气，气虚阳弱，气血运行失畅，血脉瘀滞。此时，血瘀与燥热相合，可见瘀热相搏，多致病情加重或变证丛生。

91. ABCDE 消渴应以养阴生津、润燥清热为基本治法。《医学心悟·三消》云："治上消者，宜润其肺，兼清其胃……治中消者，宜清其胃，兼滋其肾……治下消者，宜滋其肾，兼补其肺。"同时针对

病机演变及并发症特点，分别采用活血化瘀、清热解毒、健脾益气、温补肾阳、滋补肾阴等治法。

92. CDF 大便常规检查可帮助确立诊断。大便潜血实验阳性反应提示粪便中出现红细胞，有助诊断痢疾。血常规检查，对急性菌痢具有诊断意义。必要时行X线钡剂造影及直肠、结肠镜检查，有助于诊断。

93. AC 根据题干所述，可判断为痢疾。痢疾是以腹痛，里急后重，下痢赤白脓血为主症的病证。痢疾的发生多由外感湿热、疫毒之邪，内伤饮食，损及脾胃与肠，邪气客于大肠，与气血搏结，肠道脂膜血络受伤，传导失司而致。

94. ABC 两者多发于夏秋季节，病位在胃肠，病因亦有相似之处，均可因感受外邪，内伤饮食而发病。症状都有腹痛、大便次数增多，但痢疾大便次数虽多而量少，排赤白脓血便，腹痛伴里急后重感明显；泄泻大便溏薄，粪便清稀，或如水，或完谷不化，而无赤白脓血便，腹痛多伴肠鸣，少有里急后重感。

95. ABE 痢疾患者应注意饮食卫生，避免过食生冷和进食不洁及变质食物，节制饮食，忌过食辛辣、肥甘厚味。痢疾流行期间，远离具有传染性的痢疾患者，可适当食用生蒜、马齿苋等预防。

96. ABC 痢疾的基本病机主要是邪蕴肠腑，气血壅滞，肠道传导失司，脂膜血络受伤而成痢。湿热、疫毒、寒湿、食滞等内蕴肠腑，与肠中气血相搏结，大肠传导功能失司，通降不利，气血壅滞，腐败化为脓血，而痢下赤白；气机阻滞，腑气不通，故见腹痛，里急后重。

97. BC 根据题干所述，可判断为不寐之阴虚火旺证，治宜滋阴降火，清心安神，方选黄连阿胶汤合朱砂安神丸。

98. BC 不寐在《黄帝内经》中称为"不得卧""目不瞑"，认为是邪气客于脏腑，卫气行于阳，不能入阴所致。

99. ABE 李中梓所著《医宗必读》指出不寐的病因有气虚、阴虚、水停、胃不和、痰滞5种，并根据病因的不同采用不同的治法。

100. ABCDE 不寐的病位主要在心，与肝、脾、胃、肾关系密切。

全真模拟试卷（三）答案解析

一、单选题

1. C 本证是因伤寒表证未解，邪陷阳明所致。治宜外解肌表之邪，内清肠胃之热。方用葛根芩连汤。治疗痢疾表邪未解而里热已盛者。

2. E 心肌梗死易导致患者心源性休克，首先需要恢复心脏基本功能，维持心输出量，所以需要考虑安装临时起搏器。

3. A 痫证发作之时，以治标、控制发作为当务之急，可按病情选用豁痰顺气，平肝息风，通络止痉，宁心安神定惊，清肝泻火等治法。

4. A 玉真散具有祛风化痰，定搐止痉之功效。主治破伤风，用于牙关紧闭，口撮唇紧，身体强直，角弓反张，甚则咬牙缩舌，脉弦紧者。防风汤疏风活络，宣痹止痛。主治行痹，用于外感风湿，恶寒发热，遍体骨节疼痛，游走不定，舌苔淡白，脉浮者。天麻钩藤饮具有平肝息风，清热活血，补益肝肾之功效。主治肝阳偏亢，肝风上扰证，用于头痛，眩晕，失眠多梦，或口苦面红，舌红苔黄，脉弦或数者。祛风导痰汤治疗中风，用于痰涎壅盛，半身不遂，四肢无力，或筋脉颤掉；上焦风痰，一臂不随，时复转移一臂，脉沉细者。川芎茶调散能疏风止痛。用于外感风邪所致的头痛，或有恶寒、发热、鼻塞。

5. D 桂枝汤解肌发表，调和营卫。用于外感风寒。头痛发热，汗出恶风，鼻鸣干呕，苔白不渴，脉浮缓或浮弱者。本方不单可用于外感风寒的表虚证，还可用于如病后、产后、体弱而致营卫不和型自汗。玉屏风散具有益气固表止汗之功效。主治表虚自汗证，用于汗出恶风，面色晄白，舌淡苔薄白，脉浮虚者。亦治虚人腠理不固，易感风邪。麻黄汤具有发汗解表，宣肺平喘之功效。主治外感风寒表实证。用于恶寒发热，头身疼痛，无汗而喘，舌苔薄白，脉浮紧者。麻黄附子细辛汤主治伤寒少阴证，始得之，反发热，脉沉者。当归六黄汤滋阴泻火，固表止汗。主治阴虚火旺盗汗。发热，盗汗，面赤心烦，口干唇燥，大便干结，小便黄赤，舌红苔黄，脉数者。

6. B 《黄帝内经》因于露风，乃生寒热。是以春伤于风，邪气留连，乃为洞泄。夏伤于暑，秋为痎疟。秋伤于湿，上逆而咳，发为痿厥。冬伤于寒，春必温病。

7. B 厥证的病机主要是由于气机突然逆乱，升降乖戾，阴阳失调，气血运行失常。

8. B 《金匮要略·痰饮咳嗽病脉证并治第十二》："膈上病痰，满喘咳吐，发则寒热，背痛腰疼，目泣自出，其人振振身瞤剧，必有伏饮。"

9. D 人参蛤蚧散具有补肺益肾，止咳定喘的功效。可用于因肺肾虚衰，痰热内蕴，气逆不降所致喘咳。久病不已，肺虚不降，肾虚不纳，故喘咳俱甚；痰热阻肺，故咳痰色黄且稠，胸中烦热，甚则损伤血络，以致咳吐脓血。治宜补肺益肾，以固其本；清热化痰，止咳定喘，以治其标。定喘汤宣肺降气，清热化痰。主治风寒外束，痰热内蕴之哮病。用于哮喘咳嗽，痰多气急，痰稠色黄，微恶风寒，舌苔黄腻，脉滑数者。三拗汤宣肺解表，止咳平喘。主治外感风寒，肺气不宣证。用于鼻塞声重，语音不出，咳嗽胸闷者。泻白散宣肺解热，化痰止咳。用于伤风咳嗽，痰多胸满，口渴舌干，鼻塞不通者。

10. B 瘀血腰痛临床表现为腰痛如刺，痛有定处，痛处拒按，日轻夜重，轻者俯仰不便，重者不能转侧；舌质暗紫，或有瘀斑，脉涩。部分患者有跌仆闪挫病史。治法为活血化瘀，通络止痛。代表方是身痛逐瘀汤。

11. B 根据患者失血过多，突然昏厥可判断为厥证之血厥虚证，应急用独参汤灌服，继服人参养营汤，前方益气固脱，后方补益气血。

12. E 分析题干可知，患者是由于情志失调导致肝失疏泄，肝气上逆，故治宜开郁降气。

13. A 通常来说，病起不久，肿势较甚，正气尚旺，此时抓紧时机，以祛水为急务，适当选用攻下逐水药，使水邪速从大小便而去，待水退后，再议调补，以善其后。病在中期，脾肾双亏而水肿尤甚，若强攻之，虽水退可暂安一时，但是攻逐之药，多易伤正，究属病根未除，待水邪复来，势必更加凶猛，病情反而加重，因此逐水峻药应慎用。病在后期，正气虚衰，不可用攻逐之药再伤正气。

14. A 根据题干所述可判断为遗精之湿热下注证，方选程氏萆薢分清饮加减，清热利湿。

15. C 根据胸部刺痛可判断为胸痹。依据疼痛如刺如绞，痛有定处，入夜为甚，舌质紫暗，有瘀斑，脉弦涩等表现，辨证为心血瘀阻证。

16. B 肝主藏血。当人在休息和睡眠时，机体的血液需要量就减少，大量的血液归藏于肝。当劳动或工作时，机体的血液需要量增加，肝就排出其贮藏的血液，以供应机体活动的需要。

17. A 大叶性肺炎由肺炎链球菌引起，起病急骤，伴寒战、高热、胸痛、咳嗽、咳痰，铁锈色痰是其特异性体征。

18. D 患者寒战高热，尿急、尿痛，血、尿白细胞高说明泌尿系有感染；患者肾区叩击痛可排除膀胱炎；而急性肾小球肾炎主要的表现是血尿、蛋白尿、水肿、高血压，为无菌性炎症。也可排除；再结合患者尿急、尿痛，舌红苔薄黄，可辨病为淋证。淋证的主要病机为湿热蕴结下焦，肾与膀胱气化不利。综上，可诊断为西医急性肾盂肾炎，中医膀胱湿热证。

19. C 五志过极，情志内伤均能导致癫证与郁证。临床表现均有精神抑郁，易怒善哭。郁证是以心情抑郁，情绪不宁，胸胁胀闷，急躁易怒，心悸失眠，咽中如有物梗阻等，自我感觉异常为主；或悲伤欲哭，数欠伸，像如神灵所作，神志清楚，有自制能力，不会自伤或伤及他人，不发时如常人。癫证是一般无自控能力，神识逆乱，神志不清。

20. A 胆，中正之官，决断出焉，胆主决断指的是胆在精神意识思维活动过程中，具有判断事物、作出决定的能力。对十一脏腑的功能具有决断作用的是心。肝与胆相表里，故胆主少阳春生之气，余脏从之；"十一"乃"土"字之误，"决"乃疏通之意，胆有辅助肝疏泄的功能；胆主决断对于防御和消除某些精神刺激（如大惊大恐）的不良影响，维持和控制气血的正常运行，确保脏器之间的协调关系有着重要的作用，故胆强气勇，助正抗邪也是正确的。

21. B 依据"痢下鲜紫脓血"辨病为痢疾。依据"发病急骤，腹痛剧烈，壮热口渴，舌红绛苔黄燥"可知，患者病邪以疫毒为主，故辨为疫毒痢。

22. **D** 桃红四物汤养血活血化瘀；失笑散祛瘀止痛；丹参饮补血活血；代抵当丸破血逐瘀；血府逐瘀汤活血祛瘀，行气止痛。治疗尿路阻塞之癃闭应首选代抵当丸破血逐瘀。

23. **D** 地龙清热定惊，通络，平喘，利尿。用于高热神昏，惊痫抽搐，关节疼痛，肢体麻木，半身不遂，肺热喘咳，尿少水肿，高血压等。

24. **D** 若痹证初起，风寒湿邪在表，无汗表实，可用麻黄加术汤。若邪初化热，症见恶风、口渴、烦闷、关节灼热红肿疼痛等热象，而风寒湿邪仍在者，可用麻黄连翘赤小豆汤加味。若见关节肿大、苔薄黄、邪有化热之象者，宜寒热并用，可用桂枝芍药知母汤。

25. **B** 《内经》首先提出本病病位在胃，并与肺有关；病机为气逆，与寒气有关。如《素问·宣明五气篇》谓："胃为气逆为哕。"

二、多选题

26. **ABE** 胆胀肝胆湿热证宜清热、利湿。茵陈蒿汤为祛湿剂，具有清热、利湿、退黄之功效，主治湿热黄疸。清胆汤为和解剂，具有和解少阳，清胆利湿，和胃化痰之功效，主治少阳湿热证。故茵陈蒿汤、清胆汤可治疗胆胀肝胆湿热证。四逆散为和解剂，具有调和肝脾，透邪解郁，疏肝理脾之功效，主治阳郁厥逆证。柴胡疏肝散为理气剂，具有疏肝理气，活血止痛之功效，主治肝气郁滞证。四七汤可行气散结，化痰降逆。

27. **BCDE** 柴胡疏肝散为理气剂，具有疏肝理气、活血止痛之功效，主治肝气郁滞证，是腹痛肝郁气滞证的代表方。枳实导滞丸为消食剂，具有消积导滞，清利湿热之功效。藿香正气丸为祛湿剂，具有解表化湿，理气和中之功效。丹栀逍遥散是调和肝脾剂，可养血健脾，疏肝清热。四逆散为和解剂，具有调和肝脾，透邪解郁，疏肝理脾之功效，主治阳郁厥逆证。

28. **ABCD** 肺癌的病因是肺部组织异常增生。是以肿块逐渐增大，表面高低不平，质地坚硬，时有疼痛，常伴有发热、咳嗽咳痰，咯血，胸闷胸痛，消瘦等症状为主要表现的一种恶性肿瘤。

29. **ABC** 患者心烦难以入睡，辨病为不寐。根据心悸多梦，头晕耳鸣，腰膝酸软，潮热盗汗辨为心肾不交证，因心火旺盛肾水不能上济，故而出现心悸耳鸣，根据辨证采取治法应是滋阳降火，交通心肾。六味地黄丸用以治疗肾阴亏虚，合用交泰丸可以更好治疗心肾不交引起的症状。

30. **ACD** 黄疸病因有外感和内伤两个方面，外感多属湿热、疫毒所致。内伤常与饮食、劳倦、病后有关。黄疸的病机关键是湿，由于湿邪困遏脾胃，壅塞肝胆，疏泄失常。胆汁泛溢而发生黄疸。

31. **AB** 肥胖脾虚不运证病机为脾虚气弱，运化无力，水湿内停。故治当健脾益气，渗利水湿。选方参苓白术散合防己黄芪汤加减。前方健脾益气渗湿，后方益气健脾利水。

32. **BC** 胆胀气滞血瘀证症状是右胁刺痛较剧，痛有定处而拒按，面色晦暗，口干口苦，舌质紫暗或舌边有瘀斑，脉弦细涩。治法为疏肝利胆，理气活血。方药为四逆散合失笑散。

33. **BCDE** 痉证气血亏虚证的症状为项背强急，四肢抽搐，头晕目眩，自汗，神疲，气短，舌淡红，苔薄而少津，脉沉细。治法为益气补血，缓急止痉。方药为圣愈汤。方中以人参、黄芪大补元气，益气以生血；四物汤养血活血，全方合用，气血双补，能温煦经络、濡养筋脉而止痉。

34. **ABC** 不因外界环境因素的影响，

白昼时时汗出，动辄益甚者称为自汗，其中自汗之肺卫不固证临床表现是汗出恶风，稍劳尤甚，易于感冒，体倦乏力，面色少华；脉细弱，苔薄白。

35. BD 肺痈恢复期指溃泄之后，邪毒渐尽，病情趋向好转，此时因肺体损伤，可见邪去正虚，阴伤气耗的病理过程，继则正气逐渐恢复，痈疡渐告愈合。若溃后脓毒不尽，邪恋正虚，则病情迁延，日久不愈，而转成慢性。

36. BD 内伤发热之痰湿郁热证治宜燥湿化痰，清热和中。方选黄连温胆汤合中和汤。

37. ACDE 胃痞，又称痞满，是指以自觉心下痞塞，触之无形，按之柔软，压之无痛为主要症状的病证。

38. ACDE 湿热痢的主要症状有腹痛，里急后重，下痢赤白脓血，赤多白少，或纯下赤冻，肛门灼热，小便短赤，或发热恶寒，头身痛楚，口渴发热，舌质红，苔黄腻，脉滑数或浮数。

39. ABCE 噎膈痰气交阻证方选启膈散，开郁化痰，润燥降气，若痰气瘀结，痞塞满闷者可选用四七汤、温胆汤、导痰汤。

40. BCDE 阴黄的病机是阴盛寒重，平素脾阳不足，湿从寒化而致寒湿为患，寒湿阻滞，瘀滞肝胆，胆失常道。阴黄的临床特点为黄色晦暗如烟熏；发病较慢、病程较长；无发热，口不渴，口淡无味；大便不实或溏，小便色黄不利；舌质淡。舌苔白腻或白滑；脉象见沉迟、弦细。其病理性质属阴寒虚证。需注意肌肤萎黄不泽多见于萎黄，多属脾胃虚弱、气血不足的虚证。

41. ABD 该患者症见头重如蒙，视物旋转，辨病为眩晕。胸闷作呕，呕吐痰涎，结合舌脉象，辨证为痰浊上蒙证。此

乃痰浊中阻，上蒙清窍，清阳不升所致，故治当化痰祛湿，健脾和胃。选方半夏白术天麻汤加减，可燥湿化痰，平肝息风。方中半夏、陈皮健脾燥湿化痰；白术、薏苡仁、茯苓健脾化湿；天麻化痰息风，止头眩。

42. BD 遗精之君相火旺证的病机为君相火动，迫精妄泄，故治当清心泄肝。选方黄连清心饮合三才封髓丹加减，两方合用可清心宁神，治心火偏亢，扰动精室之梦遗。黄连清心饮由黄连、生地黄、当归、甘草、酸枣仁、茯神、远志、人参、莲子肉组成；三才封髓丹由天冬、熟地黄、人参、黄柏、砂仁、甘草组成。

43. ABCD 哮病和喘证都有呼吸急促的表现。哮必兼喘，但喘未必兼哮。哮指声响言，以发作时喉中哮鸣有声为主要临床特征；喘指气息言，以呼吸气促困难为主要临床特征。哮是一种反复发作的独立性疾病，喘证是并发于多种急慢性疾病的一个症状。

44. ABCE 心悸心阳不振证临床表现为心悸不安，胸闷气短，动则尤甚，面色苍白，形寒肢冷；舌淡苔白，脉象虚弱或沉细无力。

45. AB 心悸水饮凌心证临床表现为心悸眩晕，胸闷痞满，渴不欲饮，小便短少，或下肢浮肿，形寒肢冷，伴恶心，欲吐，流涎；舌淡胖，苔白滑，脉象弦滑或沉细而滑。治法为振奋心阳，化气行水，宁心安神。代表方是苓桂术甘汤。若见因心功能不全而致浮肿、尿少、阵发性夜间咳喘或端坐呼吸者，当重用温阳利水之品，可用真武汤。

三、共用题干单选题

46. B 痿证是以肢体筋脉弛缓，软弱无力，不能随意运动，或伴有肌肉萎缩为特征的一种病证。临床以下肢痿弱较为常

见，亦称"痿躄"。

47. C 根据题干所述可判断为痿证脾胃虚弱证，故宜治补中益气，健脾升清。

48. A 痿证脾胃虚弱证治疗方选参苓白术散合补中益气汤，前方健脾益气利湿，后方重在健脾益气养血。

49. D 肺胀是多种慢性肺系疾患反复发作，迁延不愈，导致肺气胀满，不能敛降的一种病证。临床表现为胸部膨满，憋闷如塞，喘息上气，咳嗽痰多，烦躁心悸，面色晦暗，或唇甲紫绀，脘腹胀满，肢体浮肿等。肺胀与哮病、喘证均以咳而上气、喘满为主症，有其类似之处。区别言之，肺胀是多种慢性肺系疾病后期转归而成，除咳喘外，尚有心悸，唇甲紫绀，脘腹胀满，肢体浮肿等症状；哮是呈反复发作性的一个病种，以喉中哮鸣有声为特征；喘是多种急慢性疾病的一个症状，以呼吸气促困难为主要表现。从三者的相互关系来看，肺胀可以隶属于喘证的范畴，哮与喘病久不愈又可发展成为肺胀。心悸以心中悸动不安甚则不能自主的一种病证，无肺部相关症状。肺痿是以长期反复咳吐浊唾涎沫为主症的慢性肺脏虚损性疾患，二者症状特点不同。

50. D 该患者咳喘日久，近2天咳喘加重，兼心悸水肿，辨病为肺胀。夜间不能平卧，面唇青紫，舌胖质暗，苔白滑，脉沉细无力，此乃心肾阳虚，水饮内停所致，故辨证为阳虚水泛证。

51. B 该患者病机为心肾阳虚，水饮内停，故治当温肾健脾，化饮利水。

52. A 肺胀阳虚水泛证选方真武汤合五苓散加减。前方温阳利水，用于脾肾阳虚之水肿；后方通阳化气利水，配合真武汤可加强利尿消肿的作用，其中附子、桂枝温肾通阳；茯苓、白术、猪苓、泽泻、生姜健脾利水；赤芍活血化瘀。

53. B 水肿势剧，上凌心肺，心悸喘满，倚息不得卧者，为水凌心肺所致，故加沉香、黑白丑（牵牛子）、椒目、葶苈子行气逐水。

54. D 心悸心阳不振证症状是心悸不安，胸闷气短，动则尤甚，面色苍白，形寒肢冷，舌淡苔白，脉虚弱，或沉细无力。治法为温补心阳，安神定悸。

55. E 心悸水饮凌心证症状为心悸，胸闷痞满，渴不欲饮，下肢浮肿，形寒肢冷，伴有眩晕，恶心呕吐，流涎，小便短少，舌淡苔滑或沉细而滑。治法为振奋心阳，化气利水。方药是苓桂术甘汤。方中茯苓淡渗利水；桂枝、炙甘草通阳化气；白术健脾祛湿。

56. B 若未及时正治，邪气伤正，导致阳气虚衰。若肾阳虚衰，不能制水，水气凌心，症见心悸，咳喘，不能平卧，畏寒肢冷，浮肿，小便不利。

57. E 该患者症见肢体关节疼痛，屈伸不利，关节肿大、僵硬、变形，甚则肌肉萎缩，筋脉拘急，肘膝不得伸，结合舌脉象，此乃痰瘀互结，留滞肌肤，闭阻经脉之象，故诊断为尪痹证。

58. D 该患者病机为痰瘀互结，留滞肌肤，闭阻经脉，故治当补肾祛寒，活血通络。

59. C 选方补肾祛寒治尪汤，可温肾散寒，行滞通痹。其中川续断、补骨脂以补肾阳、壮筋骨；制附片壮肾阳，祛寒邪；熟地补肾填精，养肝益血，共为主药。以骨碎补活血祛瘀，祛骨风，淫羊藿补肾阳，桂枝、羌活、独活、威灵仙搜散少阴经、太阳经及肢体的风寒湿邪，白芍养血荣筋，缓急舒挛，共为辅药。又以防风散风，麻黄散寒，配熟地可温肌腠，苍术化湿，赤芍活瘀清热，知母滋肾清热，穿山甲通经散结，土鳖虫活血化瘀壮筋骨，伸筋草舒筋活络，松节通利关节共为佐药。牛膝益肾并能引药入肾为使药。全方共呈补肾祛寒，化湿疏风，活瘀通络，强壮筋骨之功效。主要用于治疗风寒湿三气杂至痹阻经络、气血不通而致的全身关节疼痛之尪痹肾虚寒盛之病证。

60. B 瘀血征明显者，加用血竭、皂角刺、乳香、没药，可理气活血，行气止痛。

61. A 若骨节变形严重，可加用透骨草、寻骨风、自然铜、骨碎补、补骨脂活血行气，舒筋通络。

62. D 根据患者"每遇劳累睡眠不佳时则头晕发作"辨病为眩晕。根据"素日脾胃不好，面色黄白，纳少乏力，头重昏蒙无旋转，苔白腻，脉濡滑"辨证为痰湿中阻证。

63. D 痰湿中阻证，证机概要为痰浊中阻，上蒙清窍，清阳不升。治宜化痰祛湿，健脾和胃。

64. D 痰湿中阻证方选半夏白术天麻汤。

65. D 若耳鸣重听，加葱白、郁金、石菖蒲以通阳开窍；头痛头胀，心烦口苦，渴不欲饮者，用黄连温胆汤清化痰热。

66. D 若呕吐频作者，加胆南星、天竺黄、竹茹、旋覆花化痰降逆止呕；脘闷纳呆，加砂仁、白豆蔻、佩兰化湿行气健脾。

四、案例分析题

67. C 癃闭是以小便量少，排尿困难，甚则小便闭塞不通为主要特征的病证。根据患者"时欲小便而不得出，小腹坠胀不适"可判断为癃闭。其中癃闭之脾气不升证临床表现为时欲小便而不得出，或量少而不畅，伴小腹坠胀，神疲乏力，食欲不振，气短而语声低微；舌淡，苔薄，脉细弱。

68. BC 癃闭之脾气不升证，治宜升清降浊，化气行水，方选补中益气汤合春泽汤。前方益气升清，后方益气通阳利水。

69. F 癃闭之脾气不升证，方选补中益气汤合春泽汤。前方益气升清，后方益气通阳利水。

70. E 癃闭的发生，主要是由于膀胱气化不利或气化无权，导致水液排泄受阻所致。

71. DE 癃闭病位主要在膀胱与肾，与三焦和肺、脾、肝密切相关；基本病机为膀胱气化功能失调。

72. ABCDE ①痰饮的病机主要为中阳素虚，复加外感寒湿，或为饮食、劳欲所伤，致使三焦气化失常，肺、脾、肾通调、转输、蒸化无权，阳虚阴盛，津液停聚而成。②癃闭病位主要在膀胱与肾，与三焦和肺、脾、肝密切相关；基本病机为膀胱气化功能失调。③肺胀的病理因素痰浊、水饮、瘀血互为影响，兼见同病。痰的产生，初由肺气郁滞，脾失健运，津液不归正化而成，渐因肺虚不能布津，脾虚不能转输，肾虚不能蒸化，痰浊潴留益甚，喘咳持续难已。④水肿病位在肺、脾、肾，而关键在肾。基本病理变化为肺失通调、脾失转输、肾失开阖、三焦气化不利。⑤便秘病位主要在大肠，涉及脾、胃、肺、肝、肾等多个脏腑，基本病机为大肠传导失常。

73. EF 癃闭与淋证均属膀胱气化不利，故皆有排尿困难、点滴不畅的证候。但癃闭无尿道刺痛，每日尿量少于正常，甚或无尿排出。而淋证则小便频数短涩，滴沥刺痛，欲出未尽，而每日排尿量正常。

74. ABEF 癃闭的病理性质有虚实之分。膀胱湿热、肺热气壅、肝郁气滞、尿路阻塞，以致膀胱气化不利者为实证。脾

· 25 ·

气不升、肾阳衰惫，导致膀胱气化无权者为虚证。

75. ABDE 根据题干所述考虑诊断为呃逆，呃逆的发生多由寒邪犯胃、饮食不当、情志不遂、体虚久病等，导致胃失和降，胃气上逆动膈而发病。

76. BCD 东汉·张仲景所著《金匮要略·呕吐哕下利病脉证治》中将呃逆分为三种：一为实证，即"哕而腹满，视其前后，知何部不利，利之即愈"；二为寒证，即"干呕哕，若手足厥者，橘皮汤主之"；三为虚热证，即"哕逆者，橘皮竹茹汤主之"。此为后世分寒热虚实辨治奠定了基础。

77. ABDEF 呃声沉缓有力提示寒邪阻遏，肺胃之气不降，上冲喉间。胸膈及胃脘不舒，喜进热食，口淡不渴，提示胃中寒冷之象。故辨为呃逆胃中寒冷证。证机概要为寒蓄中焦，气机不利，胃气上逆。治法为温中散寒，降逆平呃。代表方为丁香散加减。

78. CD 呕吐与呃逆的相同点为同属胃气上逆的表现。呕吐是由于胃失和降，气逆于上，迫使胃内容物从口而出的病证。有物有声谓之呕，有物无声谓之吐。呃逆是气从膈间上逆，气冲喉间，呃呃连声，声短而频，不能自制。呃逆俗称"打嗝"，古称"哕"，又称"哕逆"。病位在膈，病变脏腑关键在胃，且常与肺、肾、肝、脾有关。呕吐以和胃降逆为基本治法，但应根据虚实之不同分别给予治疗。

79. ABCDF ①精神调摄：保持精神舒畅，避免情志过激。②适寒温，慎避外邪。③饮食调摄：宜清淡易消化，忌生冷、辛辣、肥腻之品，避免饥饱无常。饮食不可吞咽过猛，进食时避免恼怒。

80. BC 汗证是以汗液外泄失常为主症的病证。不受外界环境因素的影响，白昼时时汗出，动辄益甚者称为自汗；寐中汗出，醒来即止者称为盗汗。

81. ABCD 汗证虚证当治以益气养阴，固表敛汗；实证当清肝泄热，化湿和营；虚实夹杂者，则根据虚实的主次而适当兼顾。

82. ABCDE 汗证常因体虚久病，素体不强、或劳欲太过、情志失调、饮食不节等导致肌表疏松，表虚不固，腠理开泄而出汗，或津液不能自藏而外泄。

83. ABDE 汗证的基本病机为阴阳失调，腠理不固，营卫失和，而致汗液外泄失常。

84. ABCDE 脱汗发生于病情危重之时，正气欲脱，阳不敛阴，以致汗液大泄，表现为大汗淋漓或汗出如珠，常同时伴有声低息微、精神疲惫、四肢厥冷、脉微欲绝或散大无力等症状，为病势危急的征象，又称"绝汗"。

85. BD 咳嗽为六淫外邪侵袭肺系，或脏腑功能失调，内伤及肺导致肺失宣降，肺气上逆，冲击气道，发出咳声或伴有咳痰为主要表现的一种病证。肺痨是由于正气虚弱，感染痨虫，侵蚀肺脏所致的，以咳嗽、咯血、潮热、盗汗以及形体逐渐消瘦为临床特征，是具有传染性的慢性虚弱性疾患。肺痈是肺叶生疮，形成脓疡的一种病证，属内痈之一。临床以咳嗽、胸痛、发热、咳吐腥臭浊痰，甚则脓血相间为主要特征。肺胀是多种慢性肺系疾患反复发作，迁延不愈，导致肺气胀满，不能敛降的一种病证。临床表现为胸部膨满，憋闷如塞，喘息上气，咳嗽痰多，烦躁，心悸，面色晦暗，或唇甲紫绀，脘腹胀满，肢体浮肿等。严重者可出现神昏、惊厥、出血、喘脱等危重证候。喘证是指由于外感或内伤，导致肺失宣降，肺气上逆或气无所主，肾失摄纳，以致呼吸困难，甚则张口抬肩，鼻翼扇动，不能平卧为临床特征的一种病症。肺痿是以咳吐浊唾涎沫为主症的疾病。根据主症"干咳，伴咳痰带血"，故考虑诊断为咳嗽、肺痨。

86. A 肺痨肺阴亏损证的临床表现是干咳，咳声短促，或咳少量黏痰，或痰中带血丝或血点，色鲜红，胸部隐隐闷痛，午后手足心热，皮肤干灼，口干咽燥，或有轻微盗汗；舌边尖红，苔薄，脉细或兼数。治法为滋阴润肺。代表方为月华丸。

87. ABCDE 痨虫蚀肺，耗损辨肺阴，进而演变发展，可致阴虚火旺，或导致气阴两虚，甚则阴损及阳。

88. AB 肺痨病变可以影响整体，传及脾、肾等脏。肺脏局部的病变，也必然会影响到其他脏器或整体，"其邪辗转，乘于五脏"，其中以脾、肾两脏最为重要，常见肺脾同病或肺肾同病。

89. D 患者现症见咳嗽明显加重，故辨病为咳嗽。咳吐黄稠痰，发热，口干便秘，舌质红，苔黄腻，说明内有痰热。故辨为咳嗽痰热郁肺证。

90. ABCDEG 咳嗽痰热郁肺证的临床表现为咳嗽气粗，喉中可闻及痰声，痰多黄稠或黏厚，咳吐不爽，或有腥味，或夹有血丝，胸胁胀满，咳时引痛，常伴有面赤，或有身热，口干欲饮，舌红，苔薄黄腻，脉滑数。

91. E 咳嗽痰热郁肺证的证机概要为痰热壅肺，肺失肃降。治法为清热化痰，肃肺止咳。

92. C 咳嗽痰热郁肺证的治法为清热化痰，肃肺止咳。代表方药为清金化痰汤加减。

93. ABCEF 若痰热郁蒸，痰黄或脓或有腥味，加鱼腥草、金荞麦根、鲜竹沥、

冬瓜子、薏苡仁等清热化痰；痰热壅盛，腑气不通，胸满咳逆，痰涌，便秘，配葶苈子、大黄、风化硝泻肺通腑逐痰；痰热伤津，口干，舌红少津，配北沙参、天冬、天花粉养阴生津。

94. D 芦根的用法用量：煎服，15～30g；鲜品用量加倍，或捣汁用。

95. D 根据题干所述，可判断为肺痈溃脓期。主要病机为热壅血瘀，血败肉腐，痈肿内溃外泄，以咳吐大量脓血腥臭痰，胸中烦满而痛为辨证要点。

96. C 肺痈溃脓期的治法为清热解毒排脓，代表方为加味桔梗汤。

97. AB 厥证是由多种原因引起，以气机逆乱，升降失调，气血阴阳不相顺接为基本病机，以突然昏倒，不省人事，或伴有四肢逆冷为主要临床表现的一种急性病证。癫证以精神抑郁、表情淡漠、沉默呆钝、语无伦次、静而少动为特征；狂证以精神亢奋、狂躁刚暴、喧扰不宁、毁物打骂、动而多怒为特征。痫证是由先天或后天因素，使脏腑受伤，神机受损，元神失控所导致的，以突然意识丧失，发则仆倒，不省人事，两目上视，口吐涎沫，四肢抽搐，或口中怪叫，移时苏醒，醒后一如常人为主要临床表现的一种发作性疾病。眩冒即眩晕，是由于情志、饮食内伤、体虚久病、失血劳倦及外伤、手术等病因，引起风、火、痰、瘀上扰清窍或精亏血少，清窍失养为基本病机，以头晕、眼花为主要临床表现的一类病证。厥证、痫证均可出现突然昏仆的表现。

98. ABDEF 患者突然昏仆，四肢厥冷，故可辨病为厥证。厥证实证者表现为突然昏仆，面红气粗，声高息促，口噤握拳，或痰涎壅盛，或身热谵妄，舌红苔黄腻，脉洪大有力。虚证者表现为眩晕昏厥，

面色苍白，声低息微，口开手撒，或汗出肢冷，舌胖或淡，脉细弱无力。患者脉弦有力，首先应辨为实证。其次，气厥实者，乃肝气升发太过所致，体质壮实之人，肝气上逆，由惊恐而发，表现为突然昏仆，呼吸气粗，口噤握拳，头晕头痛，舌红苔黄，脉沉而弦；血厥实者，乃肝阳上亢，阳气暴亢，血随气升，气血并走于上，表现为突然昏仆，牙关紧闭，四肢厥冷，面赤唇紫，或鼻衄，舌质暗红，脉弦有力。患者面赤唇紫，或鼻衄，舌质暗红，应辨为血厥，综上，患者为血厥实证。

99. ACE 厥证是由多种原因引起的，以气机逆乱，升降失调，气血阴阳不相接续为基本病机，以突然昏倒，不省人事，或伴有四肢逆冷为主要临床表现的一种急性病证。厥证所论范围是以内伤杂病中具有突然发生的一时性昏倒不知人事为主症，或伴有四肢逆冷表现的病证。

100. ABDE 引起厥证的病因较多，常在素体亏虚或素体气盛有余的基础上，因情志内伤、体虚劳倦、亡血失津、饮食不节等因素诱发，引起气机突然逆乱，升降乖戾，气血阴阳不相顺接。

全真模拟试卷（四）答案解析

一、单选题

1. E 对于慢性肺心病心力衰竭应以控制感染、利尿等治疗为主，强心剂治疗效果差。若感染已控制，利尿剂无效时可使用强心剂。

2. C 大叶性肺炎病情严重或治疗不及时可并发胸膜炎或脓胸。体检可见胸廓饱满、呼吸音消失等胸腔积液体征。行胸片和 B 超检查可以明确有无胸腔积液。

3. A 肾病综合征诊断的主要依据是：尿蛋白定量 ≥3.5g/d，血浆白蛋白 ≤30g/L。该患者尿蛋白定量 4.5g/d，血浆白蛋白 25g/L，可诊断为肾病综合征。

4. C 目前国内高血压的诊断采用 2005 年中国高血压治疗指南建议的标准：

类别	收缩压（mmHg）	舒张压（mmHg）
正常血压	<120	<80
正常高值	120～139	80～89
高血压	≥140	≥90
1 级高血压（轻度）	140～159	90～99
2 级高血压（中度）	160～179	100～109
3 级高血压（重度）	≥180	≥110
单纯收缩期高血压	≥140	<90

高血压患者心血管危险分层标准

其他危险因素和病史	1 级	2 级	3 级
无其他危险因素	低	中	高
1～2 个危险因素	中	中	很高危
≥3 个危险因素或糖尿病或靶器官损害	高	高	很高危
有并发症	很高危	很高危	很高危

根据上表，患者血压 140/95mmHg，属 1 级高血压，有糖尿病病史 6 年，为高危级。

5. B 寒湿痢的临床表现是腹痛拘急，痢下赤白黏冻，白多赤少，或纯为白冻，里急后重，脘腹胀满，头身困重，舌苔白腻，脉濡缓。根据患者的主症特点，辨为寒湿痢。虚寒痢的临床表现是久痢缠绵不已，痢下赤白清稀或白色黏冻，无腥臭，甚则滑脱不禁，腹部隐痛，喜按喜温，肛门坠胀，或虚坐努责，便后更甚，食少神疲，形寒畏冷，四肢不温，腰膝酸软，舌淡苔薄白，脉沉细而弱。休息痢的临床表现是下痢时发时止，日久难愈，常因饮食不当、感受外邪或劳累而诱发。发作时，大便次数增多，便中带有赤白黏冻，腹痛，里急后重，症状一般不及初痢、暴痢程度重。休止时，常有腹胀食少，倦怠怯冷，舌质淡苔腻，脉濡软或虚数。湿热痢的临床表现是腹痛阵阵，痛而拒按，便后腹痛暂缓，痢下赤白脓血，黏稠如胶冻，腥臭，肛门灼热，小便短赤，舌苔黄腻，脉滑数。阴虚痢的临床表现是痢下赤白，或下鲜血黏稠，虚坐努责，量少难出，午后低热，口干心烦，舌红绛。

6. D 根据患者"身热不扬、苔黄厚腻，脉滑数"辨为脾胃湿热证，治法为清热、利湿、和胃，方药为王氏连朴饮。

7. D 根据题干所述"记忆力下降，歌笑不休，言语颠乱"可辨为痴呆之痰浊蒙窍证，方选转呆丹以祛痰开窍。

8. E 子病及母指五行中的某一行异常，累及其母行，终致子母两行皆异常。心为脾母，故脾病及心为子病犯母。

9. A 少气是指呼吸微弱而声低，气少不足以息，言语无力。少气又称气微，主诸虚劳损，多因久病体虚或肺肾气虚所致。

10. C 依据“胸痛剧烈，痛无休止，伴身寒肢冷，喘息不得卧，脉象沉紧”辨为阴寒极盛之胸痹重症，治以温通散寒之法。方选乌头赤石脂丸，若痛剧而四肢不温，冷汗自出，即刻舌下含化合苏合香丸。

11. E 中风急性期，当急则治其标，以祛邪为主，常用平肝息风、化痰通腑、活血通络等治法。如为中脏腑者，当以醒神开窍为主，闭证宜清热开窍或化痰开窍，脱证则回阳固脱，如内闭外脱并存，则醒神开窍与扶正固本兼用。

12. D 根据题干所述可判断为不寐之心脾两虚证，本证的证机为脾虚血亏，心神失养，神不安舍。治法为补益心脾，养血安神。

13. E 痰火未平，舌苔黄腻，舌质红，加胆南星，天竺黄，清热化痰定惊。

14. B 朱丹溪在《丹溪心法·头痛》中提出若头痛不愈可加引经药。

15. C 胃脘灼热作痛，伴泛酸嘈杂，心烦易怒，口干口苦，舌红，苔黄，脉弦数者，为肝胃郁热之证，用化肝煎或丹栀逍遥散加黄连、吴茱萸以疏肝泻热和胃。

16. E 心悸与怔忡本同属心悸，病位都在心。怔忡每由内因引起，并无外惊，自觉心中惕惕，稍劳即发，病来虽渐，但全身情况较差，病情较重，多属虚证，或虚实夹杂证。惊悸则相反，常因受外来惊恐恼怒等刺激而发病，发则心悸，时发时止，病程虽速，但全身情况较好，病势浅而短暂，实证居多。

17. C 胃痛的治疗以理气和胃止痛为大法，疏通气机，“通则不痛”。运用“通”法，不能局限于狭义的“通”之一法，应根据不同证候，采取相应治法。

18. D 寒性腹痛由于寒邪入侵，阳气不运，气血被阻，故腹痛急暴，得温则寒散而痛减。

19. C 患者主要症状为心烦不寐，入睡困难，故辨病为不寐。根据患者心悸多梦，伴头晕耳鸣，腰膝酸软，潮热盗汗，月经不调，舌红少苔，脉细数可辨证为心肾不交证。治疗时应滋阴降火，交通心肾。选方宜选六味地黄丸合交泰丸加减。

20. E 持续 2 分钟的高效率的 CPR，以心脏按压：人工呼吸 = 30：2 的比例进行，操作 5 个周期。（心脏按压开始送气结束）。

21. B 痫证发作期多实或实中夹虚，休止期多虚或虚中夹实。实者当辨风、痰、火、瘀之别。如发作时口吐涎沫，气粗痰鸣，呆木无知，发作后或有情志错乱，幻听，错觉，病性属痰。

22. D 患者主要症状为心悸不安，胸闷不舒，故辨病为心悸。根据患者心痛时作，痛如针刺，痛处固定不移，爪甲青紫，舌质紫暗，脉涩可辨证为瘀阻心脉证。治疗时应活血化瘀，理气通络。选方宜选桃仁红花煎。

23. A 患者诊断为心衰。结合患病日久，喘促日久，呼多吸少，动则更甚，形寒神疲，渐至喘促持续不解，抬肩撷肚，面赤躁扰，汗出如珠，脉浮大无根等表现，可知患者为喘脱危证，治疗上应回阳固脱，方用通脉四逆汤合参附龙牡汤加减。

24. B 患者主要症状为喘逆上气，胸胀或痛，鼻翕息粗，故辨病为喘证，根据患者咳而不爽，吐痰黏稠，伴形寒无汗，口渴，身痛，舌红苔黄，脉浮数可辨证为表寒里热证。治疗时宜解表清里，化痰平喘，选方宜选麻杏石甘汤。

25. B 亡阴证包括汗热味咸而黏、如珠如油，身灼肢温，虚烦躁扰，恶热，口渴欲饮，皮肤皱瘪，小便极少，面色赤，唇舌干燥，脉细数疾等；亡阳证包括精神淡漠或昏迷，面色苍白，大汗淋漓，四肢厥逆，气息微弱，口不渴或渴喜热饮，唇淡舌润，脉微欲绝；阴竭阳亡证包括突然昏仆，不省人事。目合口张，鼻鼾息微，手撒肢冷，汗多，大小便自遗，肢体软瘫，舌痿，脉细弱或脉微欲绝；阴虚阳亢证包括症见骨蒸潮热，颧红盗汗，五心烦热，烦躁易怒，遗精多梦，形体消瘦，性欲亢进，舌红而干，脉细数等。气阴耗伤证包括低热，午后颧红、烦躁，夜寐不宁，自汗、盗汗，舌红，苔少或无苔，脉细数。结合题干患者症状发现与亡阳证和阴竭阳亡症状相似，但与阴竭阳亡证舌脉不符，故辨证为亡阳证。

二、多选题

26. ADE ①呕吐之外邪犯胃证：证机概要为外邪犯胃，中焦气滞，浊气上逆。治法为疏邪解表，化浊和中。代表方为藿香正气散加减，本方芳香化浊，散寒解表，并理气和胃降逆，适用于寒湿之邪犯胃，中焦气机不利，浊邪上逆之呕。②泄泻之寒湿内盛证：证机概要为寒湿内盛，脾失健运，清浊不分。治法为散寒化湿。代表方为藿香正气散加减，本方既可解表和中散寒，又能理气化湿，除满健脾，适用于外感寒邪，内伤湿滞的泻下清稀，腹痛肠鸣，恶寒头痛之证。③寒湿痢：治法为温补脾肾，涩肠固脱。方药为真人养脏汤加减。④黄疸之热重于湿证治法：清热利湿，凉血泄热。代表方为茵陈蒿汤。⑤藿香正气散也可用于外感风寒、内伤湿滞的四时感冒，但对夏季暑湿感冒效果尤为显著。

27. AD 内伤发热辨证：①辨证候虚实，由气郁、血瘀、痰湿所致的内伤发热属实；由气虚、血虚、阴虚、阳虚所致的

内伤发热属虚。若邪实伤正或因虚致实，表现虚实夹杂证候者，应分辨其主次。②辨病情轻重、病程长久，热势亢盛，持续发热，或反复发作，经治不愈，胃气衰败，正气虚甚，兼夹证多，均为病情较重的表现，反之则病情较轻。若内脏无实质性病变，仅属一般体虚所致者，病情亦轻。

28. ABCD 肺炎球菌性肺炎患者可并发感染性休克，有高热，但也有体温不升，血压下降，四肢厥冷，多汗，口唇青紫。并发心肌炎时心动过速出现心律紊乱，如早搏、阵发性心动过速或心房纤颤。并发胸膜炎时，胸液为浆液纤维蛋白性渗出液；5%～10%会出现脓胸，15%～20%可出现脑膜炎、心包炎、心内膜炎、中耳炎等肺外表现。

29. AD 根据题干所述可判断为胸痹之气阴两虚证，治以益气养阴，活血通脉。方选生脉散合人参养营汤。

30. ABC 情志调畅，饮食有节及避免外感六淫邪气，增强体质等是预防本病的关键。宜进食营养丰富而易消化吸收的食物，宜低脂、低盐饮食，忌烟酒、浓茶。

31. BCE 昏迷为多种疾病发展到一定阶段时出现的危重证候。一般来说发生较为缓慢，一旦昏迷后，持续时间一般较长，恢复较难，苏醒后原发病仍然存在。

32. CE 黄疸日久，气滞血瘀，湿浊残留，结于胁下，则胁下有癥积胀痛，固定不移，舌暗红，脉弦细，乃属气血两虚，浊邪瘀阻，治宜化浊祛瘀软坚，同时可疏肝解郁，行气以扶脾。需注意阴黄之浊邪瘀阻证，本质在于肝胆疏泄不利，故治以疏肝解郁，而非活血化瘀。

33. ABDE 泄泻肾阳虚衰证症状为黎明之前脐腹作痛，肠鸣即泻，完谷不化，泻后则安，腹部喜温，形寒肢冷，腰膝酸软，舌淡苔白，脉沉细。证机概要为命门火

衰，脾失温煦。治法为温肾健脾，固涩止泻。

34. ABCD 呃逆患者应保持精神舒畅，避免过喜、暴怒等情志刺激；注意避免外邪侵袭；饮食宜清淡，忌食生冷、辛辣，避免饥饱失常，发作时应进食易消化食物。

35. ABCDE 风热犯肺证症状为咳嗽频剧气粗，或咳声嘶哑，咳痰不爽，痰黏稠或稠黄，喉燥咽痛，口渴，鼻流黄涕，头痛，肢楚，恶风身热，苔薄黄，脉浮数或浮滑。风燥伤肺证症状为干咳，连声作呛，咽喉干痛，唇鼻干燥，口干，无痰或痰少而黏，粘连成丝，不易咳出，痰中带血丝，鼻塞、头痛、微寒、身热，舌质红干而少津，苔薄白或薄黄，脉浮数或小数。痰湿蕴肺证症状为咳嗽反复发作，咳声重浊，痰黏腻，或稠厚成块，痰多易咳，早晨或食后咳甚痰多，进甘甜油腻物加重，胸闷脘痞，呕恶，食少，体倦，大便时溏，苔白腻，脉濡滑。痰热郁肺证症状为咳嗽气促息粗，或喉中有痰声，痰多，质黏稠色黄，或有腥味，难咯，咯吐血痰，胸胁胀满，咳时引痛，苔薄黄腻，质红，脉滑数。肝火犯肺证症状为上气咳逆阵作，咳时面赤，口苦咽干，痰少质黏，或如絮条，咳之难出，胸胁胀痛，咳时引痛，症状可随情绪波动而增加，舌红或舌边红，苔薄黄而少津，脉象弦数。

36. ABCE 肺痈成痈期临床表现是身热转甚，汗出身热不解，胸满作痛，转侧不利，咳吐黄稠痰，或黄绿色痰，自觉喉间有腥味，咳嗽气急，口干咽燥，烦躁不安；舌质红，苔黄腻，脉滑数有力。

37. BD 产后大出血所致的阴血亏虚证，治疗选用四物汤合大定风珠加减。前方以补血为主，用治血虚血滞，筋脉失养证；后方滋液育阴，柔肝息风，适用于热灼真阴，阴血亏虚，虚风内动证。

38. BC 紫斑与出疹均有局部肤色的改变，紫斑呈点状者需与出疹的疹点区别。紫斑隐于皮内，压之不褪色，触之不碍手；疹高出于皮肤，压之褪色，摸之碍手。且两者成因、病位均有不同。

39. ABDE 血证的辨证要点是一辨病证的不同，二辨脏腑病变之异，三辨证候之虚实。治疗原则可归纳为治火，治气，治血三个原则。清·唐容川《血证论》提出的止血、消瘀、宁血、补虚的"治血四法"，是通治血证之大纲。

40. AC 根据题干所述"反复消长不已"可判断为水肿肾阳衰微证，治以温肾助阳，化气行水，选用济生肾气丸合真武汤。

41. BD 根据题干所述可判断为便秘实秘之冷秘，治以温里散寒，通便止痛。方选温脾汤合半硫丸。

42. ABCE 中风急性期中脏腑者有顺势和逆势之象，起病即中脏腑，或突然神昏、四肢抽搐不已，或后背骤然灼热而四肢发凉，甚至手足厥逆，或见戴阳及呕血，均属逆象，提示病情加重。此外，病情由虚转实，如由昏愦不语转变为躁扰不宁，偏瘫肢体由松懈瘫软变为拘挛，常见于外感或复中之证，则提示病情加重。急性期可出现便血、壮热、喘促、顽固性呃逆等变证，多为重症患者。

43. ABCDE 大肠癌临床表现是排便习惯与粪便性状改变，表现为腹痛，肛门坠痛，里急后重，甚至腹内结块。

44. ABCDE 疟疾是感受疟邪引起的以寒战、壮热、头痛、汗出、休作有时为主症的疾病。

45. ABC 根据题干所述可判断为泄泻之肾阳虚衰证，治法为温肾健脾，固涩止泻。代表方为附子理中丸合四神丸。若年老体弱，久泻不止，中气下陷，加黄芪、升麻、柴胡，亦可合桃花汤。

三、共用题干单选题

46. C 根据题干"咳吐脓血痰已 2 月余，现痰液已渐清稀"可知，该患者为肺痈恢复期。证机概要是邪毒渐去，肺体损伤，气阴耗伤。

47. D 肺痈恢复期，治法为益气养阴清肺。

48. C 肺痈恢复期，首选方为沙参清肺汤，益气养阴，清肺化痰。

49. E 溃处不敛者，可加阿胶、白蔹；脾虚食少便溏者，配白术、山药、茯苓。如有低热，可酌配功劳叶、青蒿、白薇、地骨皮；若邪恋正虚，咳痰腥臭脓浊，反复迁延，日久不净，当扶正祛邪，治以益气养阴，排脓解毒酌加鱼腥草、败酱草、金荞麦等。

50. D 根据题干所述，考虑诊断为泄泻寒湿内盛证，患者表现为大便清稀如水，故辨病为泄泻，根据患者脘闷食少，腹痛肠鸣，兼恶寒，发热，头痛，肢体酸痛，舌苔白腻，脉濡缓辨为泄泻之寒湿内盛证。

51. C 泄泻寒湿内盛证的主要病机为寒湿困脾，清浊不分，以泻下清稀，腹痛肠鸣或兼表寒湿证为辨证要点。故治宜散寒化湿，疏邪解表。

52. D 若表邪较重，周身困重而骨节酸楚者，加荆芥、防风，或用荆防败毒散。

53. D 若湿邪偏重，胸闷腹胀，肢体倦怠，苔白腻者，用胃苓汤以健脾燥湿，淡渗分利。

54. B 水肿，阳水之水湿浸渍证临床表现是全身水肿，下肢明显，按之没指，小便短少，身体困重，胸闷，纳呆，泛恶，起病缓慢，病程较长；苔白腻，脉沉缓。

55. B 发汗、利尿、泻下逐水为治疗水肿的 3 条基本原则，具体应用视阴阳虚

实不同而异。阳水以祛邪为主，应予发汗、利水或攻逐，临床应用时配合清热解毒、理气化湿等法；故水肿，阳水之水湿浸渍证治宜运脾化湿，通阳利水。

56. B 水肿，阳水之水湿浸渍证，方选五皮饮合胃苓汤，前方理气化湿利水；后方通阳利水，燥湿运脾。

57. B 若外感风邪，肿甚而喘者，加麻黄、杏仁、苏叶；面肿，胸满，不得卧，加苏子、葶苈子降气行水；湿困中焦，脘腹胀满者，加椒目、大腹皮、砂仁、木香、槟榔；三焦气机不利，胸闷腹胀，小便不利，一身尽肿者，用导水茯苓汤加减；夹有郁热，口苦咽干，头晕，胸胁满闷者，合柴苓汤加减。

58. B 消渴，中消之胃热炽盛证临床表现为多食易饥，口渴，尿多，形体消瘦，大便干燥，苔黄，脉滑实有力。

59. D 消渴，中消之胃热炽盛证的主要病机为胃火内炽，胃热消谷，耗伤津液，故治宜清胃泻火，养阴增液。

60. C 消渴，中消之胃热炽盛证，方选玉女煎，方中生石膏、知母清肺胃之热；生地黄、麦冬滋肺胃之阴；川牛膝引热下行，活血化瘀。

61. D 若患者热甚者，可加黄连、栀子清热泻火。

62. B 若大便秘结不行，用增液承气汤润燥通腑，"增水行舟"。

63. C 依据主诉辨病为头痛。患者头部外伤，瘀血内停，内阻脑络，经脉不通则痛，故头痛经久不愈，痛如锥刺，固定不移；舌质紫，苔薄白，脉细涩为瘀血内阻之征。故辨为瘀血头痛。

64. A 患者由于头部外伤而致瘀血内停，治宜活血化瘀。

65. B 瘀血头痛，方用通窍活血汤。方中麝香开窍通闭，活血通络；桃仁、红

花、川芎、赤芍活血化瘀；生姜、葱白、黄酒通阳行血；大枣健脾益气。诸药合用有活血化瘀，通窍止痛之功效。

四、案例分析题

66. A 患者症见喉中哮鸣音，故诊为哮病，又见面色晦青，形寒怕冷，舌苔白滑等寒证表现，故可诊为哮病发作期之冷哮。

67. AC 患者诊为冷哮证，主因寒痰伏肺，遇感触发，痰升气阻，肺失宣畅所致。治法为温肺散寒，化痰平喘。

68. B 哮病发作时的病因关键为"伏痰"遇感引触。基本病理变化为痰随气升，气因痰阻，相互搏结，壅塞气道，肺管狭窄，通畅不利，肺气宣降失常，引动停积之痰，而致痰鸣如吼，气息喘促。哮病发作时的病理环节为痰阻气闭，以实邪为主。《证治汇补·哮病》说："哮即痰喘之久而常发者，因内有壅塞之气，外有非时之感，膈有胶固之痰，三者相合，闭拒气道，搏击有声，发为哮病。"

69. AD 治疗冷哮证的代表方为射干麻黄汤、小青龙汤加减。两方皆能温肺化饮、止哮平喘，前方长于降逆平哮，用于哮鸣喘咳，表证不著者，后方解表散寒力强，用于表寒里饮，寒象较重者。

70. ABCEG 射干麻黄汤组成为射干、麻黄、生姜、细辛、紫菀、款冬花、大枣、半夏、五味子。

71. D 元朱丹溪首创哮喘病名，在《丹溪心法》一书中作为专篇论述，并认为"哮喘必用薄滋味，专主于痰"，提出"未发以扶正气为主，既发以攻邪气为急"的治疗原则。

72. CE 皂荚，辛能通利气道，咸能软化胶结之痰，故顽痰胶阻于肺，症见咳逆上气，胸闷，时吐稠痰，难以平卧者宜用之，可单味研末，以蜜为丸，枣汤送服。

白芥子辛温力雄，性善走散，能散肺寒，利气机，豁寒痰，逐水饮。治寒痰壅肺，气逆咳喘。黄芩清热燥湿，泻火解毒，止血，安胎。用于湿温、暑温胸闷呕恶，湿热痞满，泻痢，黄疸，肺热咳嗽，高热烦渴，血热吐衄，痈肿疮毒，胎动不安。浙贝母清热散结，化痰止咳。用于风热犯肺，痰火咳嗽，肺痈，乳痈，瘰疬，疮毒。桑白皮泻肺平喘，行水消肿。治肺热喘咳，吐血，水肿，脚气，小便不利。石膏治热病壮热不退，心烦神昏，谵语发狂，口渴咽干，肺热喘急，中暑自汗，胃火头痛、牙痛，热毒壅盛，发斑发疹，口舌生疮。

73. F 患者哮鸣症状改善，继而出现自汗，怕风，气短声低，易感冒。舌淡，苔薄白，脉细弱等表虚之象，治疗应益气固表止汗；方用玉屏风散加减。六君子汤，具有益气健脾，燥湿化痰之效。主治为脾胃气虚兼痰湿证。金匮肾气丸，温补肾阳，化气行水。用于肾虚水肿，腰膝酸软，小便不利，畏寒肢冷者。七味都气丸，具有补肾纳气，涩精止遗功效。用于虚不能纳气之喘促，或久咳而咽干气短，遗精盗汗，小便频数者。参蛤散，补肺肾，定喘嗽。用于肺肾两虚之咳喘气促、言语无力、声音低微者。补中益气丸，补中益气。用于体倦乏力，内脏下垂者。

74. ABD 火制是将药物经火加热处理的方法，根据加热的温度、时间和方法的不同，可分为炒、炙、煅、煨等。淬、焯、炖属于水火共制法。

75. B 酒炙法是将净选或切制后的药物，加入一定量酒拌炒的方法，主要目的是增强活血通络作用，如酒炙川芎、当归；改变药性，引药下行，如酒炙大黄；矫臭去腥，如酒制乌梢蛇。

76. E 盐炙法是将净选或切制后的药物，加入一定量食盐的水溶液拌炒的方法，多用于补肾固精、利尿以及泻相火的药物。

77. D 类风湿结节常与严重的类风湿关节炎同时出现，常提示类风湿性关节炎病变处于活动期。往往与高效价类风湿因子（+）等相关。

78. ABEF 自身抗体检测是 RA 有别于其他炎性关节炎的标志之一。常用的自身抗体包括类风湿因子、抗环瓜氨酸肽（CCP）抗体、抗核周因子、抗角蛋白抗体等。

79. EF 2012 年早期 RA（ERA）分类诊断标准：①晨僵≥30 分钟；②大于 3 个关节区的关节炎；14 个关节区包括：双侧肘、腕、掌指、近端指间、膝、踝和跖趾关节；③手关节炎；④类风湿因子（RF）阳性；⑤抗 CCP 抗体阳性。≥3 条可诊断 RA。敏感性 84.4%，特异性 90.6%。

80. B 患者二尖瓣区双期杂音，考虑心脏瓣膜病，患者洗衣时突发偏瘫、失语、可考虑为心脏瓣膜病引起的脑栓塞。此外，房颤与心源性脑栓塞有直接的因果关系。根据患者的临床症状、体征和体格检查结果可以判断为脑栓塞。

81. ABE 脑栓塞病因按栓子来源分 3 类，其中心源性脑栓塞最常见，约 75% 的心源性栓子栓塞于脑部，引起脑栓塞的常见的心脏疾病有心房颤动、心脏瓣膜病、感染性心内膜炎、心肌梗死、心肌病、心脏手术、先天性心脏病等；非心源性脑栓塞动脉来源包括主动脉弓和颅外动脉（颈动脉和椎动脉）的动脉粥样硬化性病变、斑块破裂等；此外，还有来源不明性脑栓塞。

82. CDE 脑栓塞颅脑 CT 扫描表现与脑梗死相似，即发病 24 小时后 CT 可见栓塞部位有低密度梗死灶，边界欠清，并有一定的占位效应。脑 CT 对于明确梗死部位、大小，以及周围脑水肿情况有较大价值。若为出血性梗死，在低密度灶内可见高密度出血影。

83. BDG 根据患者的临床表现，辨证为中风中脏腑之阳闭（痰火闭窍证），急性期治疗以清热涤痰、醒脑开窍为法，可用羚羊角汤配合安宫牛黄丸或至宝丹鼻饲。醒脑静注射液的组方来源于安宫牛黄丸，也有清热解毒、开窍醒脑的作用。

84. ABDEFH 中风是由于脏腑功能失调，正气虚弱，在情志过极，劳倦内伤，饮食不节，用力过度，气候骤变等因素的诱发下，致瘀血阻滞，痰热内生，心火亢盛，肝阳暴亢，风火相扇，气血逆乱，上冲犯脑而形成。其病机概括起来有风（肝风）、火（肝火、心火）、痰（风痰、湿痰、痰热）、气（气逆）、虚（阴虚、气虚、血虚）、瘀（血瘀），此六者常相互影响，相互作用，合而为病。

85. ABFG 中风有中经络、中脏腑之分。没有神志障碍的为中经络，病位浅，病情相对较轻；有神志障碍的为中脏腑，病位深，病情较重。中风的病程分为急性期、恢复期、后遗症期，各期有不同的病理特点，有针对性的辨证施治及调护，有利于疗效的提高。中风起病急骤，病变迅速，易出现各种危重证候，中脏腑向中经络转化，病势为顺；中经络向中脏腑转化，病势为逆，中脏腑患者病情加重，病势为逆。中脏腑有闭证、脱证之分，闭证多见于中风骤起，病性以实为主，脱证多由闭证恶化转变而成，病性以虚为主，病势危重，遇后凶险。

86. C 在唐宋以前，主要以"外风"学说为主，多从"内虚邪中"立论，如《金匮要略·中风历节病脉证并治》谓："脉络空虚，贼邪不泻。"并将中风根据病情轻重而分为中络、中经、中腑、中脏。其中，脏腑内容被明代医家李中梓分为闭证和脱证，并沿用至今。

87. D 根据热象的有无，闭证又分为阳闭和阴闭。阳闭见面赤身热，气粗口臭，躁扰不宁，舌苔黄腻，脉弦滑而数；阴闭见面白唇暗，静卧不烦，四肢不温，痰涎壅盛，舌苔白腻，脉沉滑缓。

88. B 羚羊角用法用量为煎服，1～3g，宜另煎2小时以上；磨汁或研粉服，每次0.3～0.6g。

89. ABDF 为防止并发症，护理上应做到勤翻身，保持衣物床单干燥平整，积极按摩受压的皮肤，改善局部血液循环，防止褥疮发生；鼓励患者咳痰，或勤吸痰，保持呼吸道通畅，防止肺部感染、口腔感染等；进食应以流质为主，进食宜慢，以防窒息，神昏者应鼻饲；注意会阴部卫生，以防感染，导尿并停留尿管患者应积极进行膀胱冲洗，防尿路感染。

90. BDF 发病于春夏之交，起病急，病情重，初起即见阳明气分证，并直入心营、肝经，而见高热、神昏、抽搐。来诊时为气热未解，气营同病，手足厥阴邪热内扰，大便3日未下，腹部硬，小便短赤为热盛伤阴，阳明腑燥热之象。结合舌、脉（舌苔干黄厚，舌质红绛，脉弦数），诊为春温，病机为阳明热炽津伤，内陷心营，引动肝风。

91. ABC 患者证属春温，气营同病，引动肝风，内闭心包；故治疗当以清气通腑，凉营泄热，开窍息风为法。

92. CE 加减玉女煎是吴鞠通在玉女煎的基础上改造而来。主治温病，气营两燔证。吴鞠通曰："牛膝趋下，不合太阴证之用。改熟地为细生地者，亦取其轻而不重，凉而不温之义，且细生地能发血中之表也。加玄参者，取其壮水制火，预防咽痛失血等症也。"加减玉女煎中石膏、知母清气分邪热，玄参、生地、麦冬清营

滋阴，诸药合用，清气营邪热；又热炽津伤，内陷心包，引动肝风，患者出现神昏肢厥，四肢抽搐，大便3日未下，腹部硬满等症状，故合用牛黄承气汤以清心开窍，攻下腑实。

93. AC 患者精神抑郁，沉默痴呆，时时太息，言语无序，伴舌苔白腻，脉弦滑，此为癫证之痰气郁结证。

94. BD 肝气郁结，脾失健运，气郁痰结，蒙蔽神窍，治以疏肝解郁，化痰醒神。代表方剂为逍遥散合涤痰汤加减。前方重在疏肝解郁，后方重在化痰开窍。

95. ADF 癫狂的发生与七情内伤、饮食失节、禀赋异常相关，这些因素损及脏腑功能，导致阴阳失衡，"重阳者狂，重阴者癫"。火热扰窍，神明错乱而发狂；痰气郁结，蒙蔽脑窍，或心肝脾虚，神明失养而发癫。

96. B 根据"大便时溏时泻，水谷不化，稍有饮食不慎，就大便次数增多"辨病为泄泻。根据"脘腹胀闷，纳差，倦怠，下腹有重坠感，排便时肛门脱出，舌质淡苔白，脉细"辨证为中气下陷证。

97. D 久泻不止，中气下陷，症见大便稀薄，完谷不化，饮食不佳，腹中重坠，肛门下脱，舌淡苔薄，脉细弱，治宜益气升清，健脾止泻。

98. D 久泻不止，中气下陷，治宜益气升清，健脾止泻，方用补中益气汤加乌梅、藿香。

99. ABFGH 中气下陷证的证机概要为脾气虚弱，中气下陷。症见神疲乏力，头晕食少，腹胀便溏，或脘腹坠胀，食后益甚，或便意频数，肛门重坠，或久泻不止，或脱肛，或阴挺，或小便浑浊，或崩漏、胎漏，舌淡苔白，脉细弱等症状。

100. CDEF 黄芪、独脚金、扁豆、五指毛桃根均有益气健脾的功效。

全真模拟试卷（五）答案解析

一、单选题

1. A 继发性三叉神经痛与原发性三叉神经痛的不同点是，前者疼痛发作时间通常较长，或为持续性、发作性疼痛，而无扳机点；面部感觉减退，角膜反射迟钝。体格检查可查出三叉神经受累的客观表现及原发性疾病的体征，但亦可完全为阴性者。而原发性三叉神经痛一般无神经系统阳性体征。

2. B 其血 C_3 恢复正常的时间是 4~8 周。

3. D 肝阳上亢证临床表现为眩晕，耳鸣，头目胀痛，急躁易怒，口苦，失眠多梦，遇烦劳郁怒而加重，甚则仆倒，颜面潮红，肢麻震颤；舌红苔黄，脉弦或数。治法为平肝潜阳，清火息风。

4. D 胃阳虚证指以胃脘冷痛、喜温喜按、畏冷、肢凉等为主要表现的虚寒证候，又名胃虚寒证。临床表现是胃脘冷痛，绵绵不已，时发时止，喜温喜按，食后缓解，泛吐清水或夹有不消化食物，食少脘痞，口淡不渴，倦怠乏力，畏寒肢冷，舌淡胖嫩，脉沉迟无力。本证以胃脘冷痛、喜温喜按、畏冷肢凉为主要依据，辨为胃阳虚证。

5. C 虚热肺痿的常见症状是咳吐浊唾涎沫，不易咯出，胶黏长丝不断，或痰中带血丝，或咳甚，咯血鲜红，咽干而燥，渴喜凉饮，形体消瘦，皮毛干枯，舌干红。根据患者的临床表现诊断为肺痿虚热证。

6. D 脾脏叩诊检查是用于检查腹部脾脏是否正常的一项辅助检查方法。当脾脏触诊不满意或在左肋下触到很小的脾缘时，宜用脾脏叩诊进一步检查脾脏大小。脾浊音区的叩诊宜采用轻叩法，在左腋中线上进行。正常时在左腋中线第 9~11 肋之间叩到脾浊音，其长度约为 4~7cm，前方不超过腋前线。脾浊音区扩大见于各种原因所致之脾肿大。脾浊音区缩小见于左侧气胸、胃扩张、肠胀气等。

7. A 《古今医案按》作者叶天士指出噎膈乃"食管窄隘使然"。

8. E 阳黄和阴黄的鉴别是：阳黄黄色鲜明如橘皮，小便短赤，舌红苔黄腻属于实证、热证；阴黄黄色晦暗，小便正常或清长，大便溏薄，舌苔白腻，属虚证、寒证。阳黄和阴黄均可出现恶心呕吐。

9. E 疟母的成因为久疟不愈，气机郁滞，血行不畅，瘀血痰浊，结于左胁之下，形成痞块。此即《金匮要略》所称之疟母。

10. A 汉代张仲景提出了心悸的基本治则及炙甘草汤等治疗心悸的常用方剂。

11. B 患者主要症状为上气咳逆阵作，咳时面赤，咽干口苦，常感痰滞咽喉而咳之难出，量少质黏。故辨病为咳嗽。根据患者胸胁胀痛，咳时引痛，症状可随情绪波动而增减，舌红舌苔薄黄少津，脉弦数故辨证为肝火犯肺证。治疗时应清肺泻肝，顺气降火，选方应首选黛蛤散合泻白散加减。

12. E 神昏的常规处理包括生命体征监护、保持呼吸道通畅、建立静脉通道、支持疗法等。

13. D 骨性关节炎是一种以关节软骨

的变性、破坏及骨质增生为特征的慢性关节病。受累关节在 X 线上按病情轻重而出现以下改变：①关节间隙变狭窄；②软骨下骨质硬化；③关节缘有骨赘形成或唇样增生；④软骨下骨质出现囊性变，有极少数患者出现穿凿样骨改变；⑤骨变形包括股骨头呈扁平样改变和（或）关节半脱位。

14. C 根据症状辨为癃闭浊瘀阻塞证，治以行瘀散结、通利小便之法，代表方为代抵当丸。

15. C 营卫不和型自汗治法为调和营卫。代表方为桂枝汤。

16. D 患者症见项背强急，四肢麻木，抽搦或筋惕，头目昏眩，自汗，神疲气短，或低热；舌质淡或舌红无苔，脉细数。此为痉证之阴血亏虚证，治法为滋阴养血，息风止痉。代表方为四物汤合大定风珠。

17. E 该患者黄疸病程已久，黄色晦暗，当辨为阴黄，同时伴有神疲畏寒等症状，当辨为黄疸寒湿阻遏证，治以温中化湿，健脾和胃，方用茵陈术附汤。

18. C 患者主要临床表现为心胸疼痛，如刺如绞。故辨病为胸痹。患者痛处固定不移，可因暴怒、劳累而加重，舌质紫暗，有瘀斑，苔薄，脉弦细涩。故辨证为心血瘀阻证。治疗时宜活血化瘀，通脉止痛。选方宜选血府逐瘀汤。

19. D 根据喉中痰涎壅盛，声如拽锯，或鸣声如吹哨笛，喘急胸满，但坐不得卧。辨病为哮病，根据患者咳痰黏腻难出，或为白色泡沫痰液，无明显寒热倾向，面色青暗，起病多急，常倏忽来去，舌苔厚浊，脉滑实辨证为风痰哮证，治法为祛风涤痰，降气平喘，代表方为三子养亲汤加味。

20. D 患者临床表现为呕吐吞酸，嗳气频频，故辨病为呕吐。根据患者脘胁胀痛，舌边红，苔薄腻，脉弦。辨证为肝气犯胃证。治法为疏肝和胃，降逆止呕。代表方为四七汤。

21. B 患者以腹部积块为主症，故辨病为积聚；患者腹部积块渐大，按之较硬，痛处不移，说明患者肿块有形，故辨为积证；从患者饮食减少，体倦乏力，面暗消瘦，时有寒热，经 3 个月为 1 行，舌质青紫，或有瘀点，脉细涩，可知患者为瘀结不消，正气渐损，脾运不健。故辨证为瘀血内结证。正虚瘀结多为久病多年，有中虚失运，气血衰少的表现。

22. E 颤证髓海不足证症状是头摇肢颤，持物不稳，腰膝酸软，失眠心烦，头晕，耳鸣，善忘，或神呆痴傻，舌质红，舌苔薄白，或红绛无苔，脉象细数。

23. C 患者中年男性，以心前区时时微痛为主症，可知病属胸痹。心血瘀阻疼痛性质为刺痛或者绞痛，气滞心胸疼痛性质为胀痛，故排除。题干中患者心前区时时微痛，肢体沉重，形体肥胖，倦怠乏力提示痰浊盘踞，胸阳失展。气阴两虚应有五心烦热、口干、自汗，舌红少苔，脉细数等表现，心肾阳虚应该有面色白，四肢欠温，怕冷，舌淡胖，苔白，脉沉细等表现，故该患者应辨为胸痹痰浊闭阻证。

24. A 患者以睡眠时间短，入睡困难 1 年为主症，属于病理性失眠。病理性失眠又称为不寐。

25. B 瘿病的治疗一般均以理气化痰、活血软坚、消瘿散结为主。若用消瘿散结的药物，一般多选用黄药子。黄药子有小毒，久服对肝脏不利，因本病治疗时间往往较长，在需要较长时间服用时，黄药子的剂量以不超过 10g 为宜，以免造成对肝脏的损害。

二、多选题

26. ABC 西医学中的急性胃炎、慢性胃炎、消化性溃疡、胃痉挛、胃下垂、胃黏膜脱垂症、胃神经官能症等疾病，以胃脘部疼痛为主症，表现为上腹部疼痛，可属中医胃脘痛的辨证范畴。

27. AE 根据题干所述，可判断为心悸之心阳不振证，方选桂枝甘草龙骨牡蛎汤合参附汤温补心阳，安神定悸。

28. BCE 真心痛是胸痹进一步发展的严重病证，特点为剧烈而持久的胸骨后疼痛，伴心悸、水肿、肢冷、喘促、汗出、面色苍白、唇紫、手足清至节、脉微或结代等症状，可危及生命。若心气不足，运血无力，心脉瘀阻，心血亏虚，气血运行不利，可见心动悸，脉结代（心律失常）；若心肾阳虚，水邪泛滥，水饮凌心射肺，可出现心悸、水肿、喘促（心力衰竭）；进一步发展，或亡阳厥脱，或亡阴厥脱（心源性休克），或阴阳俱厥，最后导致阴阳离决。

29. AC 癃闭以排尿困难，全日总尿量明显减少，点滴而出，甚则小便闭塞不通为临床特征。淋证以小便频急，滴沥不尽，尿道涩痛，小腹拘急，痛引腰腹为特征。其中，小便频数短涩，排尿困难与癃闭相似，但癃闭排尿时不痛，每日小便总量远远低于正常，甚至无尿排出；而淋证排尿时疼痛，每日小便总量基本正常。

30. ABCDE 鼓胀病后期，肝、脾、肾受损，水湿瘀热互结，正虚邪盛。若药食不当，或复感外邪，病情可迅速恶化，导致大量出血、昏迷、虚脱等多种危重证候。如阴虚血热，脉络瘀阻，可致鼻衄、齿衄，甚或大量呕血、便血；或肝肾阴虚，邪从热化，蒸液生痰，蒙闭心窍，引动肝风，则见神昏谵语、惊厥等严重征象。

31. CE 气虚便秘的临床表现有大便干或不干，虽有便意，但排出困难，用力努挣则汗出短气，便后乏力，面白神疲，

肢倦懒言；舌淡苔白，脉弱。治法为补脾益肺，润肠通便。代表方为黄芪汤。若排便困难，腹部坠胀者，可合用补中益气汤。

32. ABCE 咳嗽肺阴亏耗证临床表现有干咳，咳声短促，痰少质黏色白，或痰中带血丝，或声音逐渐嘶哑，口干咽燥，午后潮热，颧红盗汗，常伴有日渐消瘦、神疲乏力；舌红少苔，脉细数。治法是养阴清热，润肺止咳。代表方为沙参麦冬汤。

33. ABCDE 内伤久咳、久喘、久哮、肺痨等肺系慢性疾患，迁延失治，痰浊潴留，壅阻肺气，气之出纳失常，还于肺间，日久导致肺虚，成为发病的基础。六淫既可导致久咳、久喘、久哮、支饮等病证的发生，又可诱发加重这些病证，反复乘袭，使之迁延难愈，最终导致病机转化，逐渐演化成肺胀。

34. BD 外感腰痛，起病较急，腰痛明显，常伴有风、寒、湿、热等外邪症状。寒湿者，腰部冷痛重着，转侧不利，静卧病痛不减；湿热者，腰部热痛重着，暑湿天加重，活动后或可减轻；瘀血者，腰痛如刺，痛有定处，日轻夜重，重者不能转侧，轻者俯仰不便，痛处拒按；肾虚者，腰痛以酸软为主，喜按喜揉，腰膝无力，遇劳更甚，卧则减轻，常反复发作。

35. ACD 由"肢体痿软无力"辨病为痿证，由食少便溏，面浮而色不华，气短，神疲乏力，舌苔薄白，脉细无力辨证为脾胃虚弱证，治以补中益气，健脾升清，方选参苓白术散合补中益气汤加减。若肥人痰多或脾虚湿盛，也可用六君子汤加减。

36. ABCDE 扶正补虚、标本兼顾是本病的治疗原则。根据标本虚实，以填精补髓，益肾调肝，健脾益气养血以扶正治本；清化痰热，息风止痉，活血化瘀以祛邪治标。

37. BD 由全身水肿的症状可辨病为水肿，由"按之没指，小便短少，身体困重，胸闷纳呆，泛恶，苔白腻，脉沉缓"可辨证为水湿浸渍证，治以健脾化湿，通阳利水，方选用五皮饮合胃苓汤。

38. ABCDE 心阳虚证临床表现有心悸，自汗，神倦嗜卧，心胸憋闷疼痛，形寒肢冷，面色苍白，舌淡或紫暗，脉细弱或沉迟。

39. ACD 虚体感冒主要证型有：①气虚感冒；②阴虚感冒；③阳虚感冒。

40. ABCDE 根据"鼻塞，恶风，无汗，头重如裹，身热不扬"辨为暑湿伤表证，证机概要为暑湿遏表，湿热伤中，表卫不和，肺气不清。治法为清暑祛湿解表。方药为新加香薷饮，其中香薷祛暑发汗解表；扁豆花、厚朴和中化湿；金银花、连翘、鲜荷叶、鲜芦根清暑解热；豆蔻、藿香、佩兰、苍术解表化湿。

41. ACD 急性重症胰腺炎是伴有全身及局部并发症的急性胰腺炎，属于急性胰腺炎的特殊类型，是一种病情险恶、并发症多、病死率较高的急腹症，占整个急性胰腺炎的10%～20%。急性重症胰腺炎临床时常可出现血白细胞升高、血糖升高、血细胞比容升高、血及尿淀粉酶均升高。急性重症胰腺炎时常出现代谢性酸中毒。急性重症胰腺炎时血压降低，血压降低的主要原因是胰腺中的胰腺酶被激活，出现胰腺组织消化、出血甚至坏死。

42. ACDE 室性期前收缩比窦性激动提前，二度Ⅰ型房室阻滞 QRS 波群有脱漏，故此二者听诊心律均不齐。三度房室阻滞听诊节律整齐，但心室率缓慢不正常。心房扑动心率不正常，心室率也常不规则，故此二者听诊心率失常。

43. ABCDE 内生"五气"，是指在疾病的发展过程中，由于气血津液和脏腑等生理功能的异常而产生的类似风、寒、暑、湿、燥、火六淫外邪致病的病理变化。由于病起于内，故分别称为"内风"、"内寒"、"内湿"、"内燥"和"内火"，统称为内生"五气"。

44. ABCDE 内燥的临床表现以口咽干燥、皮肤干涩粗糙、毛发干枯不荣、肌肉消瘦、大便干结等津伤血少的症状为主，故又称为"津亏"或"血燥"。

45. CDE 呕吐肝气犯胃证证机概要为肝气不舒，横逆犯胃，胃失和降。治法为疏肝理气，降逆和胃。代表方为四七汤加减，该方理气宽中，和胃降逆止呕，适用于因肝郁气滞、横逆犯胃的呕吐。癫证肝郁气滞证证机概要为肝气郁滞，脾失健运，痰郁气结，蒙蔽神窍。治法为理气解郁，化痰醒神。代表方为逍遥散合顺气导痰汤加减。胸痹气滞心胸证病机概要为肝失疏泄，气机郁滞，心脉不和。治法为疏肝理气，活血通络。代表方为柴胡疏肝散加减。腹痛肝郁气滞证证机概要为肝气郁结，气机不畅，疏泄失司。治法为疏肝解郁，理气止痛，代表方为柴胡疏肝散加减。胃痛肝气犯胃证证机概要为肝气郁结，横逆犯胃，胃气阻滞。治法为疏肝解郁，理气止痛。代表方为柴胡疏肝散加减。

三、共用题干单选题

46. B 全身浮肿病属水肿，其病理性质有阴阳之别。阳水多由风邪、疮毒、水湿引起。阴水多为饮食劳倦、先天或后天因素导致的脏腑亏损引起。该患者身体困重，胸闷，纳呆，泛恶，舌质淡，苔白腻，脉沉缓，由水湿诱发水肿，属阳水。

47. A 该患者久居湿地，故受水湿内侵，表现出全身浮肿，按之没指；小便短少乃脾阳虚衰、水湿失于运化之象；身体困重，胸闷乃湿邪困阻气机所致，纳呆为脾虚湿困之象；结合患者舌脉象，证属水湿浸渍证。

48. E 该病证证机为水湿内侵，困阻脾阳，脾失转输，水泛肌肤，治当运脾化湿，通阳利水，选方五皮散合胃苓汤，五皮散可理气化湿利水；胃苓汤可通阳利水，燥湿运脾。两方合用，共奏运脾化湿、通阳利水之功，主治水湿困遏脾阳，阳气尚未虚损，阳不化湿所致之水肿。

49. E 腹痛是指因感受外邪、饮食所伤、情志失调及素体阳虚等使脏腑气机阻滞，气血运行不畅，经脉痹阻，或脏腑经脉失养导致的，以胃脘以下、耻骨毛际以上部位发生疼痛为主症的病证。胃痛亦时有腹痛的表现，常需鉴别。胃痛部位在心下胃脘之处，常伴有恶心、嗳气等胃病见症，腹痛部位在胃脘以下，上述症状在腹痛中较少见。胁痛、悬饮的疼痛部位为胁肋部，腰痛部位位于腰脊以及腰脊两旁，疼痛部位与腹痛不同。

50. A 该患者病起于争吵，腹痛表现为时轻时重，痛处不定，攻冲作痛，伴胸胁不舒，腹胀，嗳气或矢气则胀痛减轻者，怒则痛剧，此乃肝气郁结，气机不畅，疏泄失司，属肝郁气滞证。

51. A 该患者病机为肝气郁结，气机不畅，疏泄失司，故当疏肝解郁，理气止痛。

52. A 腹痛肝郁气滞证，治以疏肝解郁，理气止痛。选方柴胡疏肝散加减，具有疏肝行气止痛之效，可用于治疗因肝气郁结，腹痛走窜，牵引少腹或两胁之证，其中柴胡、枳壳、香附、陈皮疏肝理气；芍药、甘草缓急止痛；川芎行气活血。

53. A 久痢脾虚中寒，寒湿留滞肠中，故下痢稀薄，带有白冻，腹部隐痛，口淡不渴，食少神疲；肾者胃关也，久病及肾，命门火衰，胃关不固则滑脱不禁；阳气失于温煦则腰酸肢冷；舌质淡，苔薄

白，脉沉细弱均为脾肾虚寒之象。故辨证应属于虚寒痢。

54. D 热痢清之，寒痢温之，初痢实则通之，久痢虚则补之，寒热交错者清温并用，虚实夹杂者攻补兼施。其中久痢多为虚证、寒证，应予补虚温中，调理脾胃，兼以清肠，收涩固脱。故痢疾之虚寒痢治宜温补脾肾，收敛固涩。

55. D 痢疾之虚寒痢，治以温补脾肾，收涩固脱，方选桃花汤合真人养脏汤加减。前方温中涩肠，后方兼能补脾固脱。

56. D 腹痛的辨证要点：①辨虚实：暴痛多实，伴腹胀、呕逆等；久痛多虚，或虚实夹杂。实痛一般痛势急剧，痛时拒按，痛而有形，痛势不减，得食则甚。其中气滞痛多表现为时轻时止，痛无定处，攻冲走窜；血瘀痛多表现为刺痛拒按。痛处固定不移，痛无休止。虚痛一般病势绵绵，喜揉喜按，时缓时急，痛而无形，饥而痛增。②辨寒热：疼痛暴作，痛势拘急，遇冷痛剧，得热则减者，为寒痛；痛势急迫，痛处灼热，拒按，口渴，喜冷饮食，得凉痛减，或伴发热，或有便秘者，为热痛。③辨腹痛部位：腹痛伴有腹泻或便秘，多病在肠腑；痛在少腹，或牵引睾丸疼痛，多为肝经气滞；胁腹疼痛时作时止，手足厥冷，或伴有吐蛔，为蛔厥腹痛；有外伤或手术史，或发病日久，多有瘀血阻络；心下满痛，腹满拒按，痛连胁背，口苦欲呕，便秘者，为肝胆胃肠同病。

57. B 腹痛寒邪内阻证临床表现有腹痛拘急，痛势急暴，遇寒痛甚，得温痛减，口淡不渴，形寒肢冷，小便清长，大便清稀或秘结；舌质淡，苔白腻，脉沉紧。

58. C 腹痛之寒邪内阻证，治以温中散寒，理气止痛，方选良附丸合正气天香散，前方温里散寒，后方理气和中。

59. A 根据"脐中痛不可忍，手足厥

逆，脉微欲绝者"可知，此为肾阳不足，寒邪内侵，治以温通肾阳，方选通脉四逆汤。

60. E 根据"腹痛，手足逆冷"可知，此为内外皆寒，治以散内外之寒，方选乌头桂枝汤。

61. B 根据"胸胁逆满，呕吐"可知，此为寒邪上逆，治以温中降逆，方选附子粳米汤。

62. E 肺痈以咳嗽、胸痛、发热、咯吐腥臭浊痰甚则脓血相兼为主要特征。肺痈初期出现恶寒、发热、咳嗽等肺卫表证；成痈期出现高热、振寒、咳嗽、气急、胸痛等痰瘀热毒蕴肺的症状；溃脓期，痰热与瘀血壅阻肺络，肉腐血败化脓，继则肺络损伤，脓疡内溃外泄，排出大量腥臭脓痰或脓血痰；恢复期可见邪去正虚，阴伤气耗的病理过程。患者以咳嗽胸痛，咳吐大量腥臭脓痰为主症，故诊断为肺痈溃脓期。

63. A 患者热毒瘀结，肉腐血败化脓，肺损络伤，脓疡内溃外泄，故治宜排脓解毒。

64. C 肺痈溃脓期首选加味桔梗汤。方中桔梗宣肺去痰，排脓散结；金银花、生甘草清热解毒；贝母、薏苡仁、橘红化痰散结排脓；葶苈子泻肺除痈；白及去腐逐瘀，凉血止血。

65. B 可另加鱼腥草、败酱草、黄芩、芦根、银花，以增强清热解毒排脓之功。

四、案例分析题

66. C 中风是以猝然昏仆，不省人事，半身不遂，口舌㖞斜，言语不利为主症的一类疾病，病轻者可无昏仆而仅见口舌歪斜及半身不遂等症状。中风根据临床表现，凡半身不遂，口舌歪斜，舌强语謇而神志清醒者，则为中经络。若有神志昏

蒙者，则属中脏腑。鉴别要点是有无神志障碍。患者不省人事，故为中风中脏腑，面红、口臭、烦躁、喉间痰鸣，脉弦数，皆为痰火闭窍之象。

67. ABCEFGHI 闭证以突然昏仆，不省人事，牙关紧闭，口噤不开，两手握固，肢体偏瘫，拘急，抽搐为主症。由于有痰火和痰浊内闭之不同，故有阳闭、阴闭之分。阳闭除闭证主要症状外，兼见面红气粗、躁动不安，口臭，喉间痰鸣，舌红苔黄，脉弦数。其病机为肝阳暴亢，气血上逆，痰火壅盛，清窍被扰。

68. D 患者辨为痰火闭窍证，故以清热化痰，开窍醒神为主要治法。温阳化痰，开窍醒神为阴闭证的治法。

69. ABF 可先服（或用鼻饲法）至宝丹或安宫牛黄丸以清心开窍，并可急用清开灵注射液清热解毒，化痰通络，醒神开窍。苏合香丸用于阴闭证。参麦注射液主要用于治疗气阴两虚型休克、冠心病、病毒性心肌炎、慢性肺心病、粒细胞减少症。解语丹主要用于中风不语。

70. AC 先服（或用鼻饲法）至宝丹或安宫牛黄丸以清心开窍，并用羚角钩藤汤加减。羚角钩藤汤清肝息风，清热化痰，养阴舒筋，用于风阳上扰、窜犯清窍而见眩晕、惊厥和抽搐等症者。至宝丹或安宫牛黄丸以清心开窍。鼻饲涤痰汤和苏合香丸用于阴闭证。天麻钩藤饮和镇肝息风汤均用于中经络。

71. ABCE 痰热阻于气道，喉间痰鸣辘辘者，可服竹沥水、猴枣散以豁痰镇惊；还可用胆南星清热化痰，息风定惊；天竺黄清热豁痰，凉心定惊。石菖蒲属辛温开窍药。

72. BDE 中风病急性阶段经抢救治疗，神志渐清，痰火渐平，风退瘀除，饮食稍进，渐入恢复期，但恢复期和后遗症

有半身不遂、口歪、语言謇涩或失音等症状，此时仍须积极治疗并加强护理。应针灸、推拿等理疗与药物治疗并进，以提高疗效。患者左侧肢体仍软弱无力，倦怠，少气懒言，舌质淡，脉细无力，皆为中风恢复期的气虚血滞证，故应益气活血，化瘀通络。

73. ABCDEG 中风急性期应密切观察病情变化，掌握疾病动态，重点观察神志、瞳孔、气息、脉象等变化，并采取相应的救治措施。加强护理，防治压疮、肺部感染、口腔感染、窒息及尿路感染等并发症。中老年人应做适当的体育锻炼，使气机条畅，血脉畅通。此外，饮食宜清淡，保持大便通畅，戒烟酒，避免精神刺激，保持心情舒畅和情绪的稳定。

74. B 气厥实证常因情志异常、精神刺激而发作，临床表现为突然昏倒，不知人事，四肢厥冷，口噤握拳，呼吸气粗，苔薄白，脉伏或沉弦。血厥实证多因急躁恼怒而发，临床表现为突然昏倒，不省人事，牙关紧闭，面赤唇紫，舌暗红，脉弦有力。

75. ABDE 引起厥证的病因较多，常在素体亏虚或素体气盛有余的基础上，因情志内伤、久病体虚、亡血失津、饮食不节等因素诱发，导致气机突然逆乱，升降乖戾，气血阴阳不相顺接。

76. F 气厥实证治宜开窍，顺气，解郁，方选通关散合五磨饮子加减。

77. B 痴呆的诊断依据为记忆力减退，记忆近事及远事的能力减弱；判定认知人物、物品、时间、地点能力减退；计算力与识别空间位置结构的能力减退；理解别人语言和有条理地回答问题的能力障碍；伴性情孤僻，表情淡漠，语言重复，自私狭隘，顽固固执，或无理由地欣快，易于激动或暴怒；抽象思维能力下降，不

能解释或区别词语的相同点和不同点，道德伦理缺乏，性格特征改变。痴呆起病隐匿，发展缓慢，渐进加重，病程一般较长，但也有少数病例发病较急。

78. BCD 由"近年来记忆力明显减退，继之神情呆滞，语不达意，喜闭门独居，反应迟钝，常有口误"辨病为痴呆。"伴头晕耳鸣，腰膝酸软，步履艰难，全身乏力，舌瘦色淡，苔薄白，脉沉细。"辨证为髓海不足证，故治法为补肾益髓、填精养神，首选方剂为七福饮。

79. DF 痴呆为一种全身性疾病，其基本病机为髓海不足，神机失用。由精、气、血亏损不足，髓海失充，脑失所养，或气、火、痰、瘀诸邪内阻，上扰清窍所致。痴呆的病位主要在脑，与心、肝、脾、肾功能失调密切相关。

80. BE 根据患者长期久病卧床，周身无力，腰膝酸软，以及现症状为排便困难，可以首先辨为便秘虚证。根据患者面白神疲，便后乏力，辨证为虚秘之气虚秘。

81. ABCDEF 感受外邪、饮食不节、情志失调、高年久病、劳逸过度或失治误治等均可导致热结、气滞、寒凝及气血阴阳亏虚，肠道传导失司，发为便秘。部分患者与禀赋不足有关。

82. BDE 便秘与肠结皆为大便秘结不通。但肠结多为急病，因大肠通降受阻所致，表现为腹部疼痛拒按，大便完全不通，且无矢气和肠鸣音，严重者可吐出粪便。便秘多为慢性久病，因大肠传导失常所致，表现为腹部胀满，大便干结难行，可有矢气和肠鸣音，或有恶心欲吐，食纳减少。

83. C 本病发病在7月中旬，正是盛暑多湿时节，发热1周未退，有脘痞不欲食、小便短赤、大便稀溏臭秽等湿阻脾胃的表现，又有胸闷、咳痰带血、听力下降、头目不清等暑湿上蒙清窍的表现，可知本

证与暑湿病邪弥漫三焦的病理表现一致。

84. BD 患者证属暑湿病邪弥漫三焦，故治疗当以清热利湿，宣通三焦为法。

85. A 此病证病变在气分，可用三石汤治疗，三石汤中杏仁宣开上焦肺气，气化则暑湿易化；石膏、竹茹清泄中焦邪热；滑石、寒水石、通草清利下焦湿热；银花、金汁涤暑解毒。诸药配合，共奏清宣上中下三焦暑湿之功。

86. DF 慢性阻塞性肺疾病体征包括桶状胸、呼吸变浅、频率增快、语颤减弱，叩诊呈过清音，心浊音界缩小，肺下界和肝浊音界下降，呼吸音减弱，呼气延长，部分患者可闻及湿性啰音或干性啰音。慢性肺源性心脏病代偿期体征包括肺气肿，肺部听诊有干、湿啰音，肺动脉瓣区第二心音亢进，颈静脉充盈，三尖瓣收缩期杂音。

87. ABCE 慢性阻塞性肺疾病及慢性肺源性心脏病代偿期常用实验室检查是胸部 X 线、心电图、超声心动图、胸部 CT、肺功能、血气分析等。

88. ABCD 对肺源性心脏病诊断有直接帮助的检查是胸部 X 线、心电图、超声心动图、肺动脉压测定。胸部 X 线诊断标准是右下肺动脉横径 ≥160mm，肺动脉高度 ≥3mm；心电图常表现为肺性 R 波、电轴偏右；超声心动图是评估肺动脉压力和右心功能的检查方法，常表现为右心房、右心室增大。

89. E 房室传导阻滞特征性心电图为 PR 间期延长，PR 间期超过 0.20 秒。根据心电图特点可判断为房室传导阻滞。

90. B 不同类型房室传导阻滞的心电图特点如下：①一度房室传导阻滞：PR 间期超过 0.2 秒，QRS 波群形态与时限多正常。②二度 I 型房室传导阻滞：P 波规律出现；PR 间期逐渐延长，直到 P 波下传受

阻，脱漏 1 个 QRS 波群。最常见的房室传导比例为 3：2 和 5：4。二度 II 型房室传导阻滞：PR 间期恒定，部分 P 波后无 QRS 波群。③三度房室传导阻滞：P 波与 QRS 波群各自成节律、互不相关；P－R 间期不固定，心房率快于心室率，心房冲动来自窦房结或异位心房节律；心室起搏点通常在阻滞部位下方。患者表现为 PR 间期恒定，部分 P 波后有 QRS 波群脱漏。故可诊断为二度 II 型房室传导阻滞。

91. BF 严重的二度 II 型和三度房室传导阻滞可使心室率显著减慢，伴有明显症状如晕厥、意识丧失、阿－斯综合征发作时，需要植入起搏器治疗，以免发生长时间心脏停跳，导致生命危险。

92. AD 患者胁肋隐痛，辨病为胁痛。伴心烦口渴，头晕目眩，舌红少苔，脉细弦数提示肝肾阴亏，精血耗伤，肝络失养，辨为胁痛之肝络失养证。

93. BD 胁痛辨证要点：①辨在气在血：胁痛在气，以胀痛为主，且游走不定，痛无定处，时轻时重，症状随情绪变化而起伏；胁痛在血，以刺痛为主，且痛处固定不移，疼痛持续不已，局部拒按，入夜尤甚。《景岳全书·胁痛》云："但察其有形无形，可知之矣。盖血积有形而不移，或坚硬而拒按，气痛流行而无迹，或倏聚而倏散。"②辨属虚属实：实证之中以气滞、血瘀、湿热为主，多病程短，来势急，症见疼痛较重而拒按，脉实有力。虚证多为阴血不足，脉络失养，症见其痛隐隐，绵绵不休，且病程长，来势缓，并伴见全身阴血亏耗之证。久病胁痛每多虚实夹杂。

94. ABCD 胁痛病名最早见于《内经》。《素问·刺热》："肝热，病者，小便先黄……胁满痛，手足躁，不得安卧。"《景岳全书·胁痛》曰："胁痛有内伤外感之辨，凡寒邪在少阴经……必有寒热表证

者方是外感，如无表证，悉属内伤"。胁痛的基本病机为肝络失和，病理变化可分为"不通则痛"与"不荣则痛"两类。治疗应疏肝柔肝并举。病性有虚实之分，以实证多见。病位在肝胆，与脾胃及肾有关。

95. B 从患病季节和初起证候表现上看，可考虑湿热类温病中的湿温。发热，伴恶寒，头身疼痛，胸闷不欲食，肢体酸重，为湿遏卫气证，且湿重于热。但近2日发热增高，汗出，胸闷脘痞，便溏，欲呕，可见以气分病变为主，中焦证突出；苔黄滑而浊，脉滑数，小便黄短，说明热势已盛成为湿热并重证。本案发病较缓，来诊时已发热7天，且热势逐渐增高，说明发展较缓，故是湿温而不是暑温。

96. CE 患者证属湿热困阻中焦，故治疗当以辛开苦降，清化湿热为法。

97. C 患者病机重点是湿热交蒸于中焦脾胃，徒清热则易碍湿，徒化湿则易助热，故治疗上不可偏执，必须两者兼顾。王氏连朴饮以黄连、山栀清泄里热，厚朴、半夏燥湿化浊，淡豆豉配合山栀清宣郁热，菖蒲芳香化浊，芦根清利湿热，生津止渴。诸药相合，共奏清化湿热之效。

98. BC 根据"腹中积块坚硬，隐痛"辨病为积证，由"饮食大减，肌肉瘦削，神倦乏力，面色萎黄，甚则面肢浮肿，

舌质淡紫，脉弦细。"可辨证为正虚瘀阻证，故治法为补益气血，活血化瘀，代表方为八珍汤合化积丸加减。八珍汤补气益血，适用于气血衰少之证；化积丸活血化瘀，软坚消积。

99. ABCD 积聚的发生，多因情志失调、饮食所伤、外邪侵袭以及病后体虚所致，或黄疸、疟疾等经久不愈而成，且常交错夹杂，混合致病。肝脾受损，脏腑失和，气机阻滞，瘀血内结，或兼痰湿凝滞，而成积聚。

100. ABE ①积聚是以腹内结块，或胀或痛为主症的疾病。积，触之有形，结块固定不移，痛有定处，病在血分，多为脏病；聚，触之无形，结块聚散无常，痛无定处，病在气分，多为腑病。②积聚的基本病机为气机阻滞，瘀血内结。聚证以气滞为主，积证以血瘀为主。聚证日久不愈可转化为积证。③积久肝脾两伤，藏血与统血失职，或瘀热灼伤血络，而导致出血；湿热瘀结，肝脾失调，胆汁泛溢，可出现黄疸；气血瘀阻，水湿泛滥，可出现腹满肢肿等症。积聚与血证、黄疸、鼓胀等病证有较密切的联系。④积聚病位主要在于肝、脾，病久及肾。肝主疏泄，司藏血；脾主运化，司统血。

全真模拟试卷（六）答案解析

一、单选题

1. C 荆防败毒散发汗解表，消疮止痛；用于疮肿初起。红肿疼痛，恶寒发热，无汗不渴，舌苔薄白，脉浮数者。亦可用于痢疾初起，兼有表证者。藿香正气散解表化湿，理气和中。主治外感风寒，内伤湿滞，发热恶寒，头痛，胸膈满闷，脘腹疼痛，恶心呕吐，肠鸣泄泻，舌苔白腻等。芍药汤清热燥湿，调气和血。主治湿热痢疾。腹痛，便脓血，赤白相兼，里急后重，肛门灼热，小便短赤，舌苔黄腻，脉弦数。白头翁汤清热解毒，凉血止痢。主治腹痛，里急后重，肛门灼热，下痢脓血，赤多白少，渴欲饮水，舌红苔黄，脉弦数。葛根芩连汤解表清里。主治身热下利，胸脘烦热，口干作渴，喘而汗出，舌红苔黄，脉数或促。

2. C 痫证瘀阻脑络证临床表现为平素头晕头痛，痛有定处，常伴单侧肢体抽搐，或一侧面部抽动，颜面口唇青紫，舌质暗红或有瘀斑，舌苔薄白，脉弦或涩。证机概要为瘀血阻窍，脑络闭塞，脑神失养而风动。治法为活血化瘀，息风通络。代表方为通窍活血汤加减，本方活血化瘀，醒脑通窍，适用于瘀阻脑络，头痛头晕，肢体抽动等病证。

3. D 青筋显露为血鼓，腹部膨隆，嗳气或矢气则舒，腹部空空然叩之如鼓，为气鼓。

4. B 由胃脘刺痛辨病为胃痛，根据痛定不移，拒按，可扪及下腹癥块辨为瘀血阻滞证。选用膈下逐瘀汤以化瘀通络，理气和胃。

5. D 痈脓排泄不畅，脓液量少难出，配山甲片、皂角刺以溃痈排脓，但咯血者禁用。

6. B 痰中查到结核杆菌可以确诊肺结核，肺结核由人型结核杆菌引起；结核菌素试验阳性者表示患者可能处于活动期，提示体内有活动性病灶，尤其对青少年意义较大。

7. C 癃闭属水蓄膀胱之证，内服药缓不济急，可急用导尿、针灸、少腹及会阴部热敷等法，急通小便。对膀胱无尿之危证，可用中药灌肠方（如生大黄、生牡蛎、土茯苓、六月雪、丹参等），高位保留灌肠，可从大便排出水毒。

8. C 《金匮要略》在继承《内经》理论的基础上，明确了外感表实无汗为刚痉，表虚有汗为柔痉，并认为表证过汗，风寒误下，疮家误汗以及产后血虚，汗出中风等误治、失治也可以致痉，其有关伤亡津液而致痉的认识，不仅是对《内经》理论的发挥，同时也丰富了对内伤致痉的认识。

9. B 脑瘤风毒上扰证症状包括头痛头晕，耳鸣目眩，视物不清，呕吐，面红目赤，失眠健忘，肢体麻木，咽干，大便干燥，重则抽搐，震颤，或偏瘫，或角弓反张，或神昏谵语，项强，舌质红或红绛，苔黄，脉弦。

10. D 本句话出自于清代程钟龄的《医学心悟》。

11. C 腰痛内伤不外乎肾虚，外感邪气中以湿性黏滞，最易痹着腰部，故在导致腰痛的外感邪气中，湿邪最为关键。

12. C 内伤发热首先应辨明证候虚实，其次辨病情轻重，再次辨清病位。

13. B 根据患者腹部积块半年，硬痛不移辨病为积证。根据纳谷减少，体倦乏力，面暗消瘦，时有寒热，舌质紫暗，脉细涩。辨证为瘀血内结证。

14. A 消渴病的"三多"症状往往同时存在，但根据其程度的轻重不同，而有上、中、下三消之分，及肺燥、胃热、肾虚之别。上消通常以肺燥为主，多饮症状较为突出；中消以胃热为主，多食善饥症状较为突出；下消以肾虚为主，多尿症状较为突出。

15. B 根据"尿中夹砂石，排尿涩痛或突然中断"可知，其辨证分型为石淋，治以清热利湿、排石通淋，代表方为石韦散。

16. E 症见壮热汗出，项背强直，手足挛急，甚则角弓反张，腹满便结，口渴喜冷饮；舌质红，苔黄燥，脉弦数。此为痉证之阳明热盛证，治法为清泄胃热，增液止痉。代表方为白虎汤合增液承气汤。

17. E 脾为后天之本，气血生化之源，肾为先天之本，寓元阴元阳，是生命的本源，所以补益脾肾在虚劳的治疗中具有重要的意义。

18. C 难以鉴别支气管哮喘和心源性哮喘时，禁用药物是肾上腺素和吗啡。心源性哮喘是由于左心衰竭和急性肺水肿等引起的发作性哮喘，而肾上腺素会使心肌收缩加强及心率加快使心肌耗氧量增加，引起心肌缺血和心律失常。吗啡能抑制呼吸、咳嗽反射以及释放组胺而致支气管收缩，故禁用于支气管哮喘。

19. D 根据"咳嗽咽痒，微有恶寒发热"，可诊断为咳嗽之风寒袭肺证，治疗时宜疏风散寒，宣肺止咳。宜首选止嗽散加减。

20. E 根据患者喉中时有轻度哮鸣，可辨为哮病。根据哮喘日久，气短声低，稍劳即著，咳嗽痰多色白质稀，怕风易汗，纳少便溏，舌淡苔白，脉细弱可辨为肺脾气虚证。治疗时宜健脾益气，补土生金。选方宜选六君子汤。

21. C 由症状可知是痿证脾胃虚弱证，治以补脾益气、健运升清。首选参苓白术散。

22. C 风湿头痛证的临床表现是头痛如裹，肢体困重，胸闷纳呆，小便不利，大便溏；舌淡苔白腻，脉濡。

23. E 根据题干所述辨病为呃逆。呃逆常见证型包括胃阴不足证、脾胃阳虚证、气机郁滞证、胃火上逆证、胃中寒冷证。胃阴不足证的呃声沉缓有力；脾胃阳虚证的呃声低长无力；气机郁滞证的呃逆连声；胃火上逆证的呃声洪亮有力；胃中寒冷证的呃声沉缓有力。根据题干中呃声特点应首先考虑胃火上逆证。

24. B 脉痹对应血栓性静脉炎；脾心痛对应急性胰腺炎；胸痹对应冠心病心绞痛；心痛对应冠心病心绞痛、缺血性心脏病；真心痛对应冠心病心肌梗塞。

25. B 患者以大便秘结难下为主症，故可诊断为便秘。患者为产后，处于多虚多瘀状态，结合患者心悸气短，头晕目眩，唇舌色淡，苔白，脉细，可知患者为血虚导致大肠失荣，大便干结，治疗应养血润肠，方用润肠丸加减。

二、多选题

26. BC 胃痛的鉴别诊断：①真心痛：真心痛是胸痹心痛的严重证候，多见于老年人，常有胸痹病史，典型症状为胸膺部闷痛、刺痛或绞痛，疼痛剧烈，痛引肩背，常伴心悸气短、汗出肢冷、唇甲发绀等症状，病情危急。部分患者也常表现为胃脘疼痛，所以特别容易与胃痛混淆，造成误诊。《灵枢·厥论》曰:"真心痛,手足清至节,心痛甚,旦发夕死,夕发旦死。"提示真心痛病情危急,预后险恶。②胁痛:胁痛病位在肝胆,与脾胃有关,临床表现以胁肋部疼痛为主,可兼有胃脘部不适甚至胃脘疼痛,多伴有厌食油腻、胸胁满闷、口苦,或发热恶寒等症。

27. ACDE 郁证病位主要在肝,可涉及心、脾、肾等脏。

28. AD 消渴并发白内障、雀目是由于肝肾精血不足,不能上承于目所致,宜用羊肝丸和杞菊地黄丸治疗。

29. ABCD 根除幽门螺杆菌是否可以预防胃癌尚未证实,根除幽门螺杆菌治疗也不建议用于所有伴有幽门螺杆菌感染的慢性胃炎。

30. BCDE 感冒初起,表现为恶风、微热、头胀、鼻塞者,可予辛平轻剂以疏风解表,药用桑叶、薄荷、防风、荆芥穗等微辛轻清透邪之品。

31. BCDE 胸痹的发生多与寒邪内侵、饮食失调、情志失节、劳倦内伤、年迈体虚等因素有关。

32. CD 狂证痰火扰神证主要病机为五志化火,炼液为痰,上扰清窍,扰乱心神。

33. BD ①疟疾与风温发热:风温初起,邪在卫分时,可见寒战发热,多伴有咳嗽气急、胸痛等肺系症状;疟疾则以寒热往来,汗出热退,休作有时为特征,无肺系症状。②疟疾与淋证发热:淋证初起,湿热蕴蒸少阳,邪正相搏,亦常见寒战发热,但多兼小便频急,滴沥刺痛,腰部酸胀疼痛等症,可与疟疾相鉴别。

34. ABE 胃痞是以自觉心下痞塞,胀满不舒为主症的疾病,又称痞满。一般以自觉脘腹痞塞胀满,触之无形,按之柔软,压之无痛为特点,以自觉满闷不舒,外无胀形为特征。

35. ABCDE 肺痈溃脓期临床表现有咳吐大量脓血痰,或如米粥,腥臭异常,有时咯血,身热,面赤,烦渴喜饮,胸中烦满而痛,甚则气喘不能卧;舌质红,苔黄腻,脉滑数或数实。

36. ABCD 虚哮临床表现有喉中哮鸣如鼾,声低,气短息促,动则喘甚,发作频繁,甚则持续哮喘,口唇爪甲青紫,咳痰无力,痰涎清稀或质黏起沫,面色苍白或颧红唇紫,口不渴或咽干口渴,形寒肢冷或烦热,舌质淡或偏红,或紫暗,脉沉细或细数。

37. ABCDE 癃闭若小腹胀急,小便点滴不下,可采用下列外治法应急处理:(1)外敷法:①独头蒜1只,栀子3枚,盐少许,捣烂,摊纸贴脐部,良久可通。②食盐250g,炒熟,布包熨脐腹,冷后再炒热敷之。(2)取嚏或探吐法:用消毒棉签,向鼻中取嚏或喉中探吐;或用皂角末0.3~0.6g,吹鼻取嚏。打喷嚏或呕吐,能开肺气、举中气而通下焦之气,是一种简单而有效的通利小便的方法。(3)针灸推拿法:针刺足三里、中极、三阴交以及阴陵泉等穴,反复捻转提插,强刺激。体虚者可灸关元、气海,并可采取少腹、膀胱区按摩法。(4)导尿法:若经过服药、外敷以及针灸等法治疗无效,而小腹胀满特甚,叩触小腹部膀胱区呈浊音,当用导尿法以缓其急。

38. BE 风湿热痹的治法是清热通络,祛风除湿。代表方为白虎加桂枝汤或宣痹汤加减。前方清热宣痹,用于风湿热痹,热象明显者;后方清热利湿,宣痹通络,适用于风湿热痹,关节疼痛明显者。

39. ABC 胸痹的病机有虚实两方面,总属本虚标实之证。本虚有气虚、气阴两虚及阳气虚衰;标实有寒凝、血瘀、痰浊、气滞、热蕴。

40. ABCDE 愤恨恼怒，致使肝失条达，气机不畅，而成肝气郁结；忧思疑虑则伤脾，致使脾失健运，聚湿成痰，而成痰气郁结；情志过极伤于心，致心失所养，神失所藏，心神失常；心之气血不足，加之脾失健运，气血生化不足，而致心脾两虚；郁火伤阴，阴虚火旺，肾阴亏耗，心神失养，又易出现心肾阴虚之证。总之，郁证的发生，因七情内伤，导致肝失疏泄、脾失健运、心神失养，继而出现心脾两虚、心肾阴虚之证，脏腑功能失调而发本病。

41. ABCDE 脏腑气机阻滞，气血运行不畅，经脉痹阻，"不通则痛"，多为实证，可分为寒邪内阻证、湿热壅滞证、饮食积滞证、肝郁气滞证、瘀血阻滞证。

42. ABCD 逐水药应用时注意中病即止，遵循"衰其大半而止"的原则；严密观察，一旦发现严重呕吐、腹痛、腹泻者，立即停药；明确禁忌证：鼓胀日久，正虚体弱，或发热，黄疸日渐加深，或有消化道溃疡，曾并发消化道出血，或见出血倾向者，均不宜使用。

43. ABD 中风阳闭的临床表现有突然昏仆，不省人事；牙关紧闭，口噤不开，两手握固，大小便闭，肢体强痉，兼有面赤身热，气粗口臭，躁扰不宁；舌苔黄腻，脉弦滑而数。

44. ABCDE 瘿病阴虚证的临床表现有颈前喉结两旁结块或大或小，质软，病起较缓，心悸不宁，心烦少寐，易出汗，手指颤动，眼干，目眩，倦怠乏力；舌质红，苔少或无苔，舌体颤动，脉弦细数。

45. ABCE 粪便的望诊及腹部触诊、大便常规、潜血试验、肛门指诊、钡灌肠或气钡造影、纤维结肠镜检查等有助于便秘的诊断。

三、共用题干单选题

46. D 血虚头痛的临床表现有头痛而晕，心悸怔忡，神疲乏力，面色少华；舌质淡，苔薄白，脉细弱。与患者的表现相符。

47. D 头痛的发生，实者多属"不通则痛"，虚者多属"不荣则痛"，其中内伤头痛多属虚证或虚实夹杂证。虚证以补养气血或益肾填精为主；实证以平肝、化痰、行瘀为主；虚实夹杂证，宜标本兼顾，补虚泻实。故血虚头痛治宜养血滋阴，和络止痛。

48. D 内伤头痛之血虚头痛，方选加味四物汤。方中当归、芍药、白芍、生地、川芎养血补血；菊花、蔓荆子祛风清头目，甘草和中。黄芩苦寒，无热象则不用。

49. D 若见乏力气短，神疲懒言，汗出恶风，此为血虚气弱，加党参、白术、黄芪益气健脾。

50. A 根据"头摇肢颤，筋脉拘挛"可辨病为颤证。根据"畏寒肢冷，四肢麻木，心悸懒言，动则气短，自汗，小便清长，舌质淡，舌苔薄白，脉沉迟无力"辨为阳气虚衰证。

51. C 阳气虚衰，肢体筋脉失于温养，故见头摇肢颤，筋脉拘挛，四肢麻木；阳气不达四末则畏寒肢冷；阳虚鼓动无力则心悸懒言，动则气短自汗；余皆为阳气虚衰之象，故治宜补肾助阳，温煦筋脉。

52. E 颤证之阳气虚衰证，方选地黄饮子，方中熟地、巴戟天、山茱萸、肉苁蓉大补肾元不足，附子、肉桂温养真阳。

53. B 加用干姜、肉豆蔻温中健脾止泻。

54. B 加用远志、柏子仁养心安神。

55. A 淋证是以小便频数，淋沥刺痛，欲出未尽，小腹拘急，或痛引腰腹为主症的病证。其中石淋以小便排出砂石为主症，或排尿时突然中断，尿道窘迫疼痛，或腰腹绞痛难忍。

56. B 治疗淋证之石淋，方选石韦散，清热利湿，通淋排石。

57. C 若淋证确因外感诱发，或淋家新感外邪，症见恶寒、发热、鼻塞流涕、咳嗽、咽痛者，仍可适当配合运用辛凉解表发汗之剂。因淋证病机为膀胱有热，阴液不足，即使感受寒邪，亦容易化热，故避免辛温之品。

58. A 鼓胀之脾肾阳虚证临床表现是腹大胀满，形似蛙腹，朝宽暮急，面色苍黄，或呈苍白，脘闷纳呆，神倦怯寒，肢冷浮肿，小便短少不利；舌体胖，质紫，苔淡白，脉沉细无力。与患者的表现相符。

59. B 脾肾阳虚，气机不畅，故腹大胀满，形似蛙腹，朝宽暮急；病邪久羁，肝脾肾败伤则面色苍黄，晦暗不泽；脾阳虚弱，不能运化水谷则脘闷纳呆；阳气不能温养敷布全身则神倦怯寒，肢冷；水湿溢于肌肤则浮肿；阳虚气化不利则小便短少不利；舌体胖，质紫，苔白润，脉沉细无力为脾肾阳虚之象；故治宜温补脾肾，化气利水。

60. D 鼓胀之脾肾阳虚证，方选附子理苓汤，方中附子、干姜温运中焦，祛散寒邪；党参、白术、甘草健脾益气；猪苓、茯苓、泽泻淡渗利湿；桂枝辛温通阳。

61. D 患者仍纳少便溏，提示脾虚湿盛，神疲乏力提示气虚，加黄芪、山药、薏苡仁、扁豆健脾益气祛湿。

62. D 患者胃肠蕴热，郁而化火，胃火上冲，故呃声洪亮有力；阳明热壅，灼伤胃津，故口臭烦渴喜冷饮；热邪内郁，肠间燥结，故大便干，小便短赤；苔黄燥，脉滑数为胃热内盛之象。故辨为胃火上逆证。

63. A 阳明热盛，胃火上冲，治宜清胃泻热，降逆止呃。

64. E 呃逆胃火上逆证，方用竹叶石膏汤加减。方中竹叶、石膏辛凉甘寒，清泄胃火；人参、麦冬滋养津液，半夏降逆和胃，粳米、甘草益胃和中。

65. D 若兼痞满便秘，为腑气不通，合用小承气汤通腑泄热，使腑气通，胃气降，呃自止。

四、案例分析题

66. CDF 煎药用具一般以瓦罐、砂锅为好，搪瓷器具亦可，现代亦有用不锈钢器皿，忌用铁器、铜器、铝器，因为有些药物与铜、铁、铝一起加热，会产生沉淀，降低溶解度，甚至引起化学反应，产生副作用。

67. BDF 解表剂煎煮时间宜短，其火宜急，水量宜少。

68. A ①先煎主要指一些有效成分难溶于水的矿物、化石、介壳类药物，应打碎先煎20~30分钟，再下其他药物同煎，以使有效成分充分析出。如磁石、代赭石、生铁落、生石膏、寒水石、紫石英、龙骨、牡蛎、海蛤壳、瓦楞子、珍珠母、石决明、紫贝齿、龟甲、鳖甲、水牛角等。泥沙多的药物（灶心土等）可先煎取汁。此外，附子、川乌、草乌等毒性大的药物，宜先煎45~60分钟后再下他药，久煎可以降低毒性，保证用药安全。②后下主要指一些气味芳香的药物，久煎其有效成分易于挥发而降低药效，须在其他药物煎成之前再投入煎沸5~10分钟即可，如薄荷、青蒿、砂仁、沉香、豆蔻、肉桂等。此外，有些药物虽不属芳香药，但久煎能破坏其有效成分，如钩藤、大黄、番泻叶等，亦属后下之列。

69. E 痫证是一种反复发作性神志异常的病证，亦称"癫痫"，俗称"羊角风"。

70. AB 痫证与痉证：两者都具有四

肢抽搐等症状，但痫证仅见于发作之时，以突然意识丧失，甚则仆倒，不省人事，兼有口吐涎沫，病作怪叫，醒后如常人。而痉证多见持续发作，伴有角弓反张，身体强直，可伴发于高热、昏迷过程中。经治疗恢复后，或仍有原发疾病的存在。

71. BCF 痫证痰火扰神证发作时昏仆抽搐，吐涎，或有吼叫，平时急躁易怒，心烦失眠，咳痰不爽，口苦咽干，便秘溲黄，病发后，症情加重，彻夜难眠，目赤，舌红，苔黄腻，脉弦滑而数。与患者的临床表现相符。治法当清热泻火，化痰开窍。

72. D 阳水多由感受风邪、疮毒、水湿引起。发病较急，每成于数日之间，浮肿由面目开始，自上而下，继及全身，肿处皮肤绷急光亮，按之凹陷，身热烦渴，小便短赤，大便秘结，脉滑有力，多为实证、热证，可见表证。阴水多因饮食劳倦、体虚久病，或阳水失治、误治转化所致，发病缓慢，浮肿由足踝开始，自下而上，继及全身，肿处皮肤松弛，按之凹陷不易恢复，甚则按之如泥，畏寒，不渴，小便少但不赤涩，大便溏薄，脉沉细无力，多为虚证、寒证、里证。故结合题干考虑为阴水，由"低热，肢节酸痛，恶寒"可知存在表证，辨为脾肾阳虚，复感外邪。

73. ACE 发汗、利尿、泻下逐水为治疗水肿的三条基本原则，具体应用视阴阳虚实不同而异。阳水以祛邪为主，应予发汗、利水或攻逐，临床应用时配合祛风、解毒、行气、活血等法；阴水当以扶正为主，重视温补脾肾，通阳利水。本病病机为脾肾阳虚，复感外邪，治宜疏风散寒、宣肺行水、温补脾肾。

74. ABC 本病证属阴水，脾肾阳虚，复感外邪。治宜疏风散寒、宣肺行水、温补脾肾。方宜选越婢汤加减，实脾饮加减、

真武汤加减。

75. B 患者病情缠绵，水肿顽固难愈，舌质淡暗，脉沉涩，对于久病水肿者，虽无明显瘀阻之象，亦加用泽兰、益母草以活血利水。

76. C 若肾气虚极，中阳衰败，浊阴不降，可见神倦欲睡，泛恶，甚至口有尿味。

77. C 水肿日久不愈，可导致脾肾衰败，或湿浊内蕴，形成严重变证。如浊毒内蕴，湿热壅塞，胃失和降，形成癃闭、关格。此时应考虑在温肾扶阳的基础上加用解毒降浊之法。

78. B 该患者胸闷气喘，咳嗽，病位在肺。

79. A 患者咳痰黄稠、量多说明体内有痰热或湿热，痰湿蕴肺证舌脉为苔白腻，脉濡滑。痰热郁肺证舌脉为舌红，苔黄腻，脉滑数。因此其证型应为痰热蕴肺证。

80. CF 痰热蕴肺证应采用的治法是清热化痰，下气止咳；心肾阳衰证的治法为温补阳气，振奋心阳；寒湿困脾证的治法为燥湿化痰，理气宽中；肝火炽盛证的治法为清肝泻火，凉血止血；肾阴亏虚证的治法为滋阴降火，益肾固精；心脾两虚证的治法为补益气血，调养心脾。

81. ABCDEF 根据本病的临床表现，初步考虑为中风，应与西医的急性脑血管病，如脑缺血、脑梗死、蛛网膜下腔出血等进行鉴别。癫痫和本病都可有四肢抽搐，应注意鉴别。晕厥与本病都可突然昏倒，要注意鉴别。

82. ABE 结合症状分析，3个月前发作时为中风闭证，治法应为清肝息风，豁痰开窍。应先服至宝丹或安宫牛黄丸以清心开窍，并用羚角钩藤汤加减。

83. DE 中风的病机为阴阳失调，气

血逆乱。

84. BD 由"头痛且空，眩晕耳鸣，腰膝酸软，神疲乏力，舌红少苔，脉细无力"辨为肾虚头痛，系肾精亏虚，髓海不足，脑窍失养而致，故治以养阴补肾，填精生髓。

85. BC 患者头痛畏寒怕冷，四肢不温，腰膝酸软，证属肾阳不足，加鹿角、附子以温肾助阳，或用右归丸或金匮肾气丸加减。

86. CE 偏头痛，又称偏头风，临床颇为常见。其特点是疼痛暴作，痛势较剧，一侧头痛，或左或右，或连及眼齿，呈胀痛、刺痛或跳痛，可反复发作，经年不愈，痛止如常人。可因情绪波动，或疲劳过度而引发。偏头痛的病因虽多，但与肝阳偏亢，肝经风火上扰关系最为密切。偏头痛的治疗多以平肝清热，息风通络为法。

87. E 哮病发作期，热哮证是由于痰热蕴肺，壅阻气道，肺失清肃所致。证见喉中痰鸣如吼，喘而气粗，胸高胁胀，咳痰色黄或白，黏浊稠厚，咳吐不利，口苦，口渴喜饮，汗出，面赤，或有身热，舌苔黄腻，质红，脉滑数或弦滑。与患者的临床表现相符。

88. ABDEFGH 热哮的临床表现有喉中痰鸣如吼，胸高胁胀，喘而气粗息涌，张口抬肩，咳呛阵作，咳痰色黄或白，黏浊稠厚，咳吐不利，口渴喜饮，口苦，汗出，面赤，或有身热，甚至有好发于夏季者，舌质红，苔黄腻，脉弦滑或滑数。

89. D 热哮证证机概要是痰热蕴肺，壅阻气道，肺失清肃。故治宜清热宣肺，化痰定喘。

90. C 热哮治宜清热宣肺，化痰定喘。方选定喘汤加减。其中麻黄宣肺平喘；黄芩、桑白皮清热肃肺；杏仁、半夏、款

冬花、苏子化痰降逆；白果敛肺，并防麻黄过于耗散；甘草调和诸药。

91. ACDE 咳痰稠黄者，酌配知母、海蛤壳、射干、鱼腥草等加强清化之力。

92. CDEF 哮病预防调护：注意保暖，防止感冒，避免因寒冷空气的刺激而诱发。根据身体情况，做适当的体育锻炼，以逐步增强体质，提高抗病能力。哮病患者平素饮食宜清淡，忌肥甘油腻、辛辣甘甜，防止生痰生火，避免海腥发物。避免烟尘异味。保持心情舒畅，避免不良情绪的影响。劳逸适当，防止过度疲劳。平时可常服玉屏风散、金匮肾气丸等扶正固本药物，以调护正气，提高抗病能力。

93. E 患者发热不退，热势时高时低，可辨为内伤发热。乏力气短，懒言自汗，食少便溏，舌质淡，苔薄白，脉细弱。加之平素易于感冒，可辨为内伤发热之气虚发热证。

94. ACDF 内伤发热之气虚发热证主症包括发热，热势或低或高，常在劳累后发作或加剧，倦怠乏力，气短懒言，自汗，易于感冒，食少便溏，舌质淡，苔薄白，脉细弱。

95. ABCDEF 补中益气汤组成：黄芪、人参、白术、炙甘草、当归、陈皮、升麻、柴胡。

96. ABF 补中益气汤主治脾虚气陷证及气虚发热证。呕吐之胃阴不足证宜用麦门冬汤加减。泄泻之脾胃虚弱证宜用参苓白术散加减。腹痛之中虚脏寒证宜用小建中汤加减。

97. D 明·秦景明在《症因脉治·内伤发热》中最先明确提出"内伤发热"这一病证名称。

98. BD 内伤发热的辨证要点包括辨证候之虚实及辨病情之轻重。

99. ABCDEFG 内伤发热可分为肝气郁结证、血瘀证、痰湿证、气虚证、血虚证、阴虚证、阳虚证等。

100. BCEF 外感发热是因感受外邪引起，起病较急，病程较短，热势大多较高，属实证居多。内伤发热是由脏腑之阴阳气血失调，郁而化热，热势高低不一，常呈低热而见间歇，其发病缓，病程长，多伴有内伤久病虚性证候，多为虚证或虚实夹杂之证。二者的鉴别要点主要在于发病原因，起病缓急，病程长短，热势高低等方面。

内 容 提 要

根据人力资源和社会保障部、卫健委《关于深化卫生事业单位人事制度改革的实施意见》和《加强卫生专业技术职务评聘工作的通知》，高级卫生专业技术资格采取考试和评审结合的办法取得。本书是"高级卫生专业技术资格考试用书"系列之一，紧扣高级卫生专业技术资格考试前沿与新版考纲，包括两个分册："全真模拟试卷"包含题型说明与6套高度仿真模拟试卷，其所设题目数量、题型比例分配、难易程度、考核知识点构架均严格模拟真题；"答案解析"为6套模拟试卷的全解析版，有助于考生及时检验复习效果，有的放矢地归纳、梳理并记忆考试重点、难点与易错点，主要适用于参加卫生专业技术资格高级职称考试（副高、正高）评审申报人员在最后阶段冲刺备考，高分通过考核。

图书在版编目（CIP）数据

中医内科学全真模拟试卷与解析/英腾教育高级职称教研组编写 . —北京：中国医药科技出版社，2023. 1

高级卫生专业技术资格考试用书

ISBN 978 – 7 – 5214 – 3696 – 9

Ⅰ.①中… Ⅱ.①英… Ⅲ.①中医内科学 – 资格考试 – 题解 Ⅳ.①R25 – 44

中国版本图书馆 CIP 数据核字（2022）第 234725 号

美术编辑 陈君杞
责任编辑 高一鹭　张欢润
版式设计 友全图文

出版　**中国健康传媒集团** | 中国医药科技出版社
地址　北京市海淀区文慧园北路甲 22 号
邮编　100082
电话　发行：010 – 62227427　邮购：010 – 62236938
网址　www.cmstp.com
规格　787 × 1092 mm $^1/_{16}$
印张　8
字数　166 千字
版次　2023 年 1 月第 1 版
印次　2023 年 1 月第 1 次印刷
印刷　北京紫瑞利印刷有限公司
经销　全国各地新华书店
书号　ISBN 978 – 7 – 5214 – 3696 – 9
定价　**48.00 元**

获取新书信息、投稿、为图书纠错，请扫码联系我们。